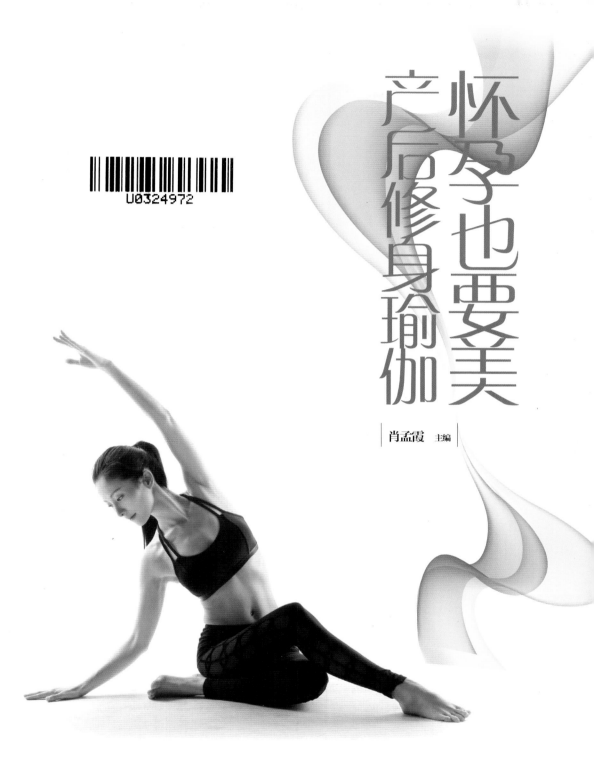

# 怀孕也要美
## 产后修身瑜伽

肖孟霞 主编

江西科学技术出版社

# 图书在版编目（CIP）数据

怀孕也要美，产后修身瑜伽 / 肖孟霞主编. -- 南昌：
江西科学技术出版社，2017.11
　ISBN 978-7-5390-6063-7

Ⅰ．①怀… Ⅱ．①肖… Ⅲ．①产妇－瑜伽 Ⅳ.
① R793.51

中国版本图书馆 CIP 数据核字（2017）第 225513 号

选题序号：ZK2017218
图书代码：D17069-101
责任编辑：邓玉琼 万圣丹

## 怀孕也要美，产后修身瑜伽

HUAIYUN YE YAO MEI, CHANHOU XIUSHEN YUJIA

肖孟霞　主编

| | |
|---|---|
| **摄影摄像** | 深圳市金版文化发展股份有限公司 |
| **选题策划** | 深圳市金版文化发展股份有限公司 |
| **封面设计** | 深圳市金版文化发展股份有限公司 |
| **出　版** | 江西科学技术出版社 |
| **社　址** | 南昌市蓼洲街 2 号附 1 号 |
| | 邮编：330009　电话：（0791）86623491　86639342（传真） |
| **发　行** | 全国新华书店 |
| **印　刷** | 深圳市雅佳图印刷有限公司 |
| **开　本** | 723mm×1020mm　1/16 |
| **字　数** | 210 千字 |
| **印　张** | 10.5 |
| **版　次** | 2017 年 11 月第 1 版　2017 年 11 月第 1 次印刷 |
| **书　号** | ISBN 978-7-5390-6063-7 |
| **定　价** | 29.80 元 |

赣版权登字：-03-2017-325

# Preface
# 前言

　　当经过了十月怀胎的辛苦，终于在剧烈的疼痛中完成了分娩的动作，新妈妈们蛮以为自己的任务已经完成，满心希望地投入到对小宝贝的无限关爱中去的时候，殊不知关于自身的另一场战役也正待打响。

　　现在生活富裕，女性在怀孕期间的饮食比过去好得多，加上坐月子期间的进补，生完孩子之后的女性比之前胖几十斤是常有的事情。然而，同样因为这是现代社会，对女性的要求不仅仅是生儿育女、相夫教子那么简单，大部分的女性生完孩子仍然要回到自己的工作岗位，接受竞争与挑战。即便是做家庭主妇的女性，也会在社会主流意识的影响下，很自然的希望自己回归从前的苗条身材。

　　减肥，通常被看做是一件不容易的事情。虽然比不上怀孕生产那般艰辛，但也是场不折不扣的硬仗。很多人对此感到茫然无措，什么时候可以开始减肥？用什么方法减掉不同部位的脂肪？产后减肥是个大工程，该如何循序渐进？产后减肥怎么瘦才健康？其实，这些问题都可以交给瑜伽来解决。新妈妈产后运动或有诸多限制，但瑜伽塑身健康又安全，是一种达到身体、心灵与精神和谐统一的锻炼方式。《怀孕也要美，产后修身瑜伽》致力于教各位新妈妈们通过练习产后修身瑜伽来解决产后身材走样等问题。特别添加亲子瑜伽的部分，为那些想要一边照顾宝贝，一边悄悄瘦身的妈妈们提供两全其美的解决方案。

　　除了为新妈妈们量身定制产后瑜伽方案之外，更详解其中要点知识，从静心开始一步一个脚印，清清楚楚减肥，踏踏实实瘦身。产后瑜伽瘦身可供选择的体式非常多，本书在专业瑜伽教练指导下，精选其中80个体式，针对各个部位、不同需求，让新妈妈们得到全方位的帮助。每个体式都以图文并茂的方式展现，保证各位读者能在最短时间内掌握并开始练习。

　　通过这样一本图书，我们希望传递给怀孕生子后的女性也可以瘦和美的正能量，也希望每一个新妈妈通过产后瑜伽的练习都拥有玲珑有致的傲人身材。

目录 Contents

# CHAPTER ①

## 产后的身材烦恼，
## 瑜伽来帮您

# CHAPTER ②

## 静心瑜伽，
## 做个优雅俏妈咪

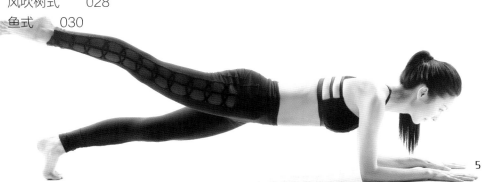

# CHAPTER 3

## 调理瑜伽，
## 时尚辣妈要瘦美更要健康

CHAPTER 4

# 塑身瑜伽，
# 有曲线才是真的美

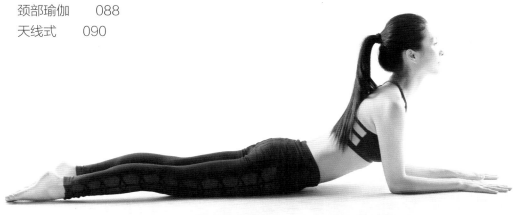

# CHAPTER 5

## 亲子瑜伽，
## 妈咪塑身宝贝快乐

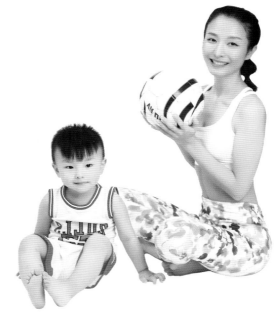

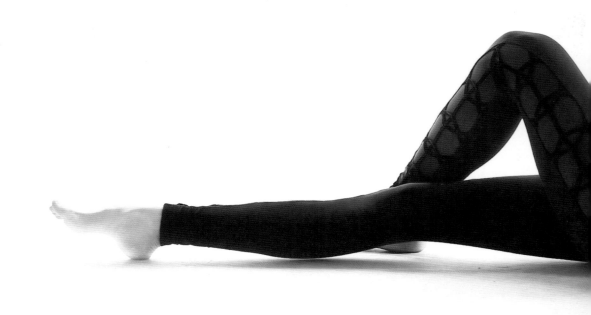

# CHAPTER 1
## 产后的身材烦恼，
## 瑜伽来帮您

　　产后身材走样是大多数新妈妈的心病。虽然说为了孩子什么都是值得的，但是每每看到其他年轻女孩杨柳纤腰的样子，再看看镜中的自己已不再是昔日的苗条身形，不免都要黯然神伤好一阵子。那么如何改变这一窘境呢？所幸有瑜伽这一强调身心统一的锻炼方法，能够帮助新妈妈们既安全又健康地恢复往昔美好身段。

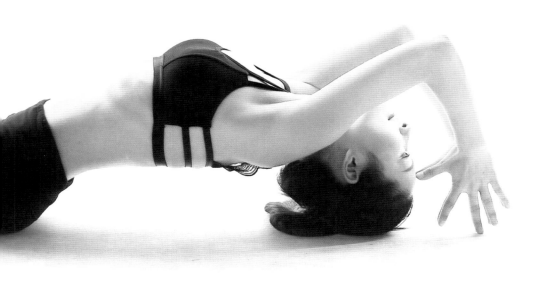

# 新妈妈要先了解自己的身体

现代女性自信、独立，爱美也追求美，所以产后修复身材是她们急于要开始的一项重大计划。不过，在开始实施这项计划之前，新妈妈们有必要对自己的身体变化有一个全面的了解，这样才能采取针对性的措施。

## 正确认识自己的身体变化

清早起床后，无意看到镜子中的自己，是不是觉得有些"陌生"？这个脚步虚浮、肌肉松垮、皮肤暗沉、乳房下垂的"中年女性"真的是自己吗？不要怀疑，那就是你！接下来是不是心里有点惊慌？自己还能回到孕前的姿态吗？

其实不必太过紧张。女人在经历了漫长艰辛的十月怀胎，完成了生小孩这样伟大的事情之后，身体从内到外都发生了巨大的改变，产后不可避免会出现肌肤瑕疵、身材走样、脱发等烦恼。但随着产后身体的自愈与修复，加上新妈妈自己的调整与努力——有针对性地实施产后调理与修身计划，相信你的状态一定可以比怀孕前更好。

一般来说，分娩后的新妈妈会发生如下生理变化：

### 全身体形的变化

从整体上来看，多数女性在产后都会觉得自己胖了一圈，腹部依然呈现隆起，如同怀孕，腹肌松弛、下垂，臀部宽大，手臂、腿部也都堆积了大量的脂肪。

### 关节和肌肉的变化

很多新妈妈在产后会觉得全身无力、腰膝酸软、腰背部疼痛，这主要是因为产后关节和韧带会发生不同程度的松弛，还来不及恢复，产后3个月左右就会完全复原。

孕期和产后都会发生肌肉分离，尤其是腹部肌肉和盆腔底肌肉与筋膜。腹直肌包括两个半面，由一层薄薄的称为白线的纤维组织结合在一起。孕期，白线会开始变软并扩张，使腹直肌的两层肌肉分离。生产后3~4天，腹部肌肉之间会出现2~4个手指宽的空间，这种现象被称为"腹直肌分离"。当肌肉的力量开始增强时，这个空间会减缩到一个手指宽，进而恢复到正常状态。而分娩引起的盆腔底部肌肉与筋膜过度扩张松弛、撕裂损伤，则需 2 ~ 3 周的时间逐渐恢复。

## 皮肤的变化

产后由于雌激素和黄体酮的下降，黑色素细胞激素也随之下降，怀孕期间所出现的色素沉着现象，如面部黄褐斑、色斑，下腹部的黑中线等都会逐渐消失。

## 生殖系统的变化

产后子宫的各对韧带都呈松弛状态，随后会随着子宫肌细胞和肌纤维逐渐收缩、变小，6 周左右恢复到正常大小。子宫颈也会出现松弛、充血、水肿的状态，一般 1 周后会恢复正常形状，4 周后恢复到正常大小。产后外阴会因受压迫撕裂或侧切，出现充血、水肿或疼痛，一般在产褥期会逐渐恢复。因生产而松弛的阴道在产后会逐渐缩小，阴道壁肌肉的张力会慢慢恢复，聚集的色素也会在产后 6 ~ 8 周逐渐消退。盆底周围组织松软，至少需要 4 ~ 6 周的时间才能恢复到怀孕前的状态。新妈妈的月经一般会在产后 6 周左右复潮，哺乳妈妈的月经及排卵则恢复较迟，通常需 4 ~ 5 个月的时间才会完全恢复。

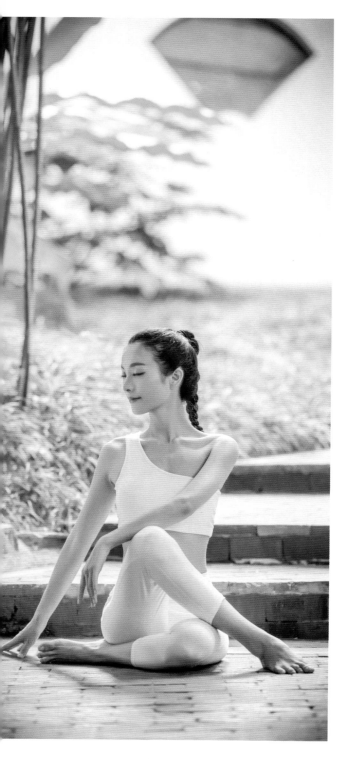

## 乳房的变化

分娩后2～3天乳房增大，变坚实，且局部温度增高，开始分泌乳汁；有的新妈妈腋下淋巴结会肿大、疼痛；还有的女性在产后可能会出现乳房下垂的现象。一般来说，只要注意产后乳房的护理与保健，科学哺乳，一定能让胸部再次丰满傲人。

## 心理上的变化

很多新妈妈在产后会出现情绪不稳的现象，可能在这一分钟会觉得很高兴，到了下一分钟又会觉得难过和沮丧。产后心理变化主要表现在：情绪不稳、暗自哭泣、郁郁寡欢、注意力不集中、焦虑、失眠、食欲不振等。这些变化通常会在产后3～6天发生，持续大约1周。

以上这些身体和心理上的变化都是正常的，而且大部分都是暂时性的变化。不过，为了让身体能尽快恢复到产前的良好状态，新妈妈自己也需要做一些功课，比如做好产后饮食和运动计划。

# 有没有觉得自己太胖了

经过妊娠期和月子期的进补，原本身材苗条的女性可能会察觉到自己的身体"发福"了，甚至感觉自己就像换了个人似的。医学资料显示，怀孕期间，孕妈妈会因胎儿的重量、羊水、血容量的增加，子宫和乳房增大，胎盘的重量等因素，导致体重增加 12 ~ 15 千克。分娩后，由于胎儿、胎盘、羊水被排出体外，体重会减少 5 千克左右。之后，恶露的排出，排尿量和排汗量的增加，以及乳汁的分泌等都会使新妈妈的体重持续下降。直到产后 6 周左右，体重就会维持在一个相对稳定的状态。这时的体重通常会比怀孕前要重一些，所以很多女性都会觉得自己生完孩子后胖了一圈。有些女性因为孕期不节制饮食或是月子期补过头，甚至会胖得更多。

如果产后女性的体重超出正常值的 20%，在医学上称为"生育性肥胖"。生育性肥胖不仅影响美观，严重者甚至会影响女性的健康。所以，新妈妈们一定要对产后肥胖提高警惕，千万别让它成为你辣妈之路上的绊脚石。

# 产后修身瑜伽的塑形魅力

想要快速恢复身材，运动必不可少。不过由于新妈妈身体的特殊性，运动方式的选择尤为重要。产后修身瑜伽是专为产妇设计的专业运动项目，它舒缓、柔和，以放松、宁静的形式进行，十分适合产后新妈妈练习。

## ▶ 不运动难以恢复到孕前的身姿

怀孕最痛苦的事情，莫过于体重失控、身材走样与承受生产时难以承受之痛。后者通过自己的意志力和医疗手段可以解决，前者除了饮食控制之外，最好的方法便是运动。

新妈妈产后在身体允许的情况下，应尽可能快地运动。运动能够缓解和消除女性因生产而引起的各种不适症状，使新妈妈身体内部器官和生殖器官尽快恢复功能。由于怀孕及分娩的原因，新妈妈的腰、腹、臀的肌肉会变得松弛、柔软，进行产后运动可使相关肌肉群恢复弹性。运动还能够调适心情，改善分娩后忧郁的情绪。总之，运动作为一种能够保持人体节奏均衡的方法，可以矫正产后身体被打乱的平衡，帮助女性恢复生育前的状态。

也许有人会说："分娩后身体难道不会自动修复吗？"确实，分娩后女性的身体有一定的自愈能力，但如果不运动，这个过程可能会非常长，而且恢复效果也可能不那么彻底，延续下去容易形成顽固性肥胖，很多女性还会遗留产后腰痛的病根。所以，无论是从形体美还是健康的角度考虑，产后恢复运动都是一个不容忽视的重要环节。

对于新妈妈而言，产后运动最好听从医生的建议，循序渐进地进行，并注意适可而止，千万不可为了早日恢复身材而操之过急，否则会影响新妈妈的身体健康。科学的运动，再加上合理均衡的膳食，相信新妈妈们一定会变得比产前更美更有魅力。

# 重塑美好身姿，从产后修身瑜伽开始

产后女性是一个特殊的群体，她们的身体形态发生了明显的改变，腰曲和胸曲过度凸出，盆底肌肉和韧带都非常松弛，体态急需调整。加之产后身体较为虚弱，也急需调理和修复。因此，选择正确的运动方式非常重要。

瑜伽起源于古老的印度，梵文瑜伽的本意是"和谐"和"统一"。瑜伽的动作大多模仿动物及植物的形态来调节身体各个组织和器官，雕塑身体姿态，并通过身体与呼吸的调节，大脑与情绪的控制，进而获得身体和心灵的健康。

对于产后的新妈妈来说，瑜伽能够将身体的肌肉和骨骼打开以矫正身姿，雕塑身体线条。尤其是在分娩后，身体变得柔软，很容易矫正体形。另外，瑜伽还有助于培养运动能力、平衡能力、柔韧性、敏捷性、耐力和集中力，对基本体力的提升也很有帮助。重要的是，瑜伽从心理出发，将妈妈们的心情带到一个平和的状态。而且，瑜伽发展至今，融入了解剖学、生理学、营养学等学科，可以更加安全、有效地指引练习者练习。

可以说，瑜伽就是一种集健美、强身、修心、美体于一身的健康运动，它自然、健康、平和，非常适合不宜做激烈运动的新妈妈。

# 超瘦美辣妈的 3 阶段完美修身计划

**和谐身心，产后身体恢复必须由内而外**

产后新妈妈在调理身体和雕塑身材的同时，也要注重心境的调理，达到身心合一的妈妈才是真的美。

**恢复调理，助新妈妈恢复元气更健康**

产后新妈妈的首要任务是恢复身体元气，只有身体恢复好了，才能为以后的瘦身塑形打下良好的基础。

**美体塑身，重塑窈窕曲线**

身体恢复之后，新妈妈们就可以开始正式的瘦身计划了。做针对性的瑜伽体式，可以让新妈妈想瘦哪里就瘦哪里。

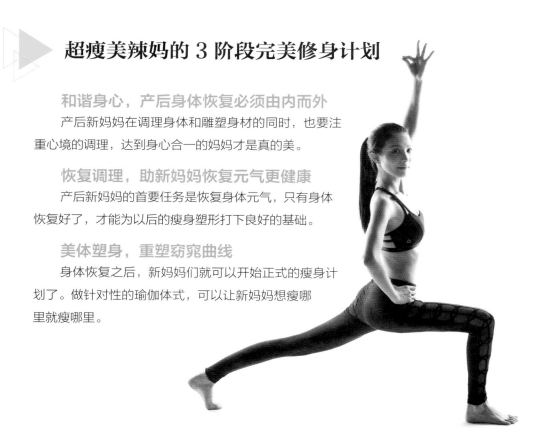

# 脊椎和骨盆是修身塑形的关键

脊椎是人体躯干的重要支撑，骨盆是连接脊椎和下肢躯干的重要部位，是身体重心平衡与协调的关键。骨盆正直，脊柱才能保持正常的生理弯曲，身体始终保持正确的姿势，不会出现重心偏移、增加肌肉和韧带负荷、脊椎疼痛的问题，肩颈部肌肉放松自如，背部曲线也就可以优美、流畅，腿部线条才会更加修长。

在分娩过程中，骨盆盆腔底部肌肉变宽并放松到极限，而且在怀孕期间这些肌肉和骨盆韧带承托着胎儿和子宫的重量，也承受着巨大的压力。如不及时予以矫正和修复，很容易造成骨盆倾斜、脊椎弯曲，进而引发腰臀部赘肉堆积，身材走样，并发生腰痛、脊椎疼痛等现象。同时，还会造成骨盆内脏器官下垂，影响妈妈们的身体健康。

产后瑜伽练习的重点就是重建、调整和恢复骨盆底部，使其恢复强健的状态，能更好、更均匀地承受身体重量，并帮助支撑盆腔内脏器官，如此，腰、背、臀、腿的曲线才会更优美。

# 把握瘦身"黄金期"——产后 6 个月

从产后两三个月起，至产后 6 个月，是新妈妈瘦身的"黄金期"，新妈妈如能抓住这段时间，合理锻炼，会更快速地恢复孕前好身材。

### 月子期恢复越好，瘦得越快

刚刚生产完，新妈妈的身体尚未完全复原，并不适合进行正式的体式练习。不过，生完宝宝后，新妈妈可以适当进行一些瑜伽的呼吸和冥想练习，帮助调理身心，也可以根据自己的身体情况做一些简单的恢复练习，如手臂运动、下地行走等。月子期恢复得越好，之后的瘦身效果也会越好。

### 产后 2 ~ 3 个月，身体矫正关键期

一般来说，产后 2 ~ 3 个月，是身体矫正的关键期，此时新妈妈的身体组织尚处于修复状态，非常适合做一些身体的恢复和矫正练习。但练习体式宜以温和为主，一定不能急于求成，一旦感觉身体不适，就要马上停下来。另外，此时新妈妈的关节还不稳定，做伸展运动时一定要避免动作过大导致拉伤。

### 分娩 3 个月以后，加大运动力度

正常情况下，分娩 3 个月以后到产后半年内，新妈妈的子宫、盆底肌肉、胃肠功能都已恢复，而且身体还处于变化中，是修复身材的好时机，此时所有的瑜伽体式都可以试着练习，且练习应重点针对腰、腹、胸、腿等部位进行。

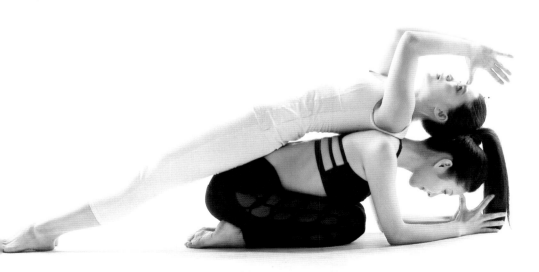

## 顺产 & 剖宫产妈妈练习瑜伽有不同

一般来说，顺产的妈妈在产后半个月就可以根据自己身体的恢复情况进行一些较为柔和的运动了，经过 6 ~ 8 周的休养之后，新妈妈应到医院进行产后回诊，以确定产后身体的恢复状态。如果医生已经确定新妈妈的身体恢复正常了，新妈妈就可以开始较为正式的瑜伽瘦身计划了。

剖宫产的新妈妈与顺产的新妈妈因为生产方式的不同，产后身体的恢复情况也不一样，练习瑜伽也是有所差异的。这是因为，剖宫产的妈妈需在伤口愈合的情况下才可以做一些幅度稍大的瑜伽动作，一般需要比顺产妈妈更长的修复时间，即长于产后 6 ~ 8 周。身体恢复快的剖宫产妈妈可在分娩 3 个月之后，在专业瑜伽教练的指导下进行练习，有的恢复较慢的甚至要在产后 6 个月之后才能开始全面的瑜伽练习。不管是哪种情况，剖宫产妈妈同样需要得到医生的许可，方可进行瑜伽瘦身计划。

## 练习前宜先做腹直肌分离检查

不少新妈妈产后都有腹直肌分离的现象，这时不宜进行瑜伽体式练习，尤其是腹部练习和后弯体式练习，以免加重腹直肌分离的程度，影响身体的复原。所以，在开始练习瑜伽之前，做腹直肌分离的检查非常重要。一般来说，腹直肌分离可通过医院体格检查和 CT 检查来确诊。新妈妈也可以用如下方法进行自我检查：

取仰卧位，屈膝踩地，腹部放松；一手放在脑后，一手在下腹正中间（腹直肌的连接点上）；先轻轻抬起头部，然后缓缓抬起上身。让手指感觉到腹肌，在肚脐下 3 ~ 5 厘米的地方反复几次，感觉腹肌的空间。一部分人会感觉手指陷入了腹肌中，两边的腹直肌明显包裹着手指。确认在这个缝隙里能插入几个手指，小于 2 指宽度的人可以进行瑜伽体式练习（包括腹部练习）。大于 2 指的人，能插入的手指越多，说明腹直肌分离得越严重，要严禁做后弯和腹部练习，以及下腹的扭转动作。

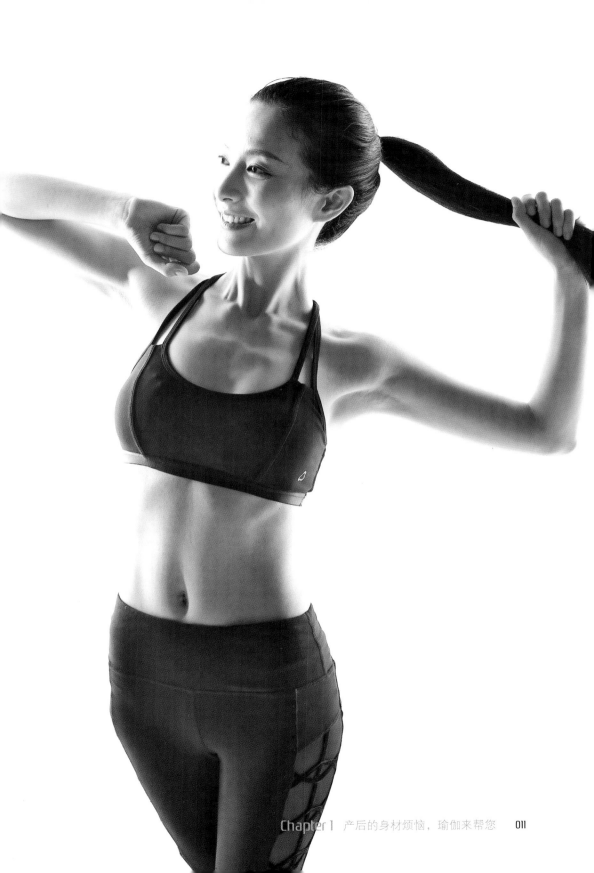

# 3 熟悉产后瑜伽练习的基础知识

　　新妈妈的产后瑜伽练习切不可急于开始，一定要小心谨慎，循序渐进地进行。最好在进行正式的练习之前，先了解一下瑜伽练习的基础知识，做足准备，必要时可以请专业的教练指导。这样可以让你的练习更顺畅。

## 准备好瑜伽服和练习辅助工具

　　瑜伽练习注重身体的柔韧性，所以在练习时最好穿上专门的瑜伽服。专门的瑜伽服，其设计以修身剪裁为主，选料富有弹性、手感柔软顺滑，可以让你在练习时无拘无束，身心舒服畅快。

　　另外，产后新妈妈在练习瑜伽时可以适当使用练习辅助工具，如瑜伽垫、瑜伽砖、瑜伽带等。这样可以减少不当姿势带来的可能伤害，也能让初学者更容易接受一些复杂的瑜伽体式。如果没有专门的工具，也可以用一些常见物品代替，如毛巾、垫子、抱枕、书本等。

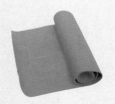

**瑜伽垫**

　　如果在没有垫子的地板上做运动的话，在新妈妈关节、骨骼和韧带还没有完全复原时容易造成损伤。相反，在太软的床上练习又无法准确判断自己的身体状态，还会因失去重心而受伤。所以，建议练习时在地板上铺一块瑜伽垫，一方面可以起到防滑的作用，另一方面可以保护身体与地面接触的部位。

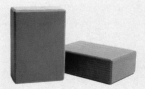

**瑜伽砖**

　　瑜伽砖多由塑料材料制成，也有木质的，是瑜伽练习中较为常用的一种辅助工具。瑜伽砖可以竖着放、立着摆、横着躺，能提供不同的高度来使用，帮助调整身体姿势，辅助做到一些动作；还能帮助我们支撑身体的不同部位，避免因为身体柔韧度不好或肌力不够而造成的身体其他部位紧张。

### 瑜伽带

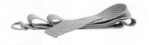

瑜伽带又称瑜伽绳、伸展带，可以用来帮助产后新妈拉伸手臂和双腿，稳定姿势及控制伸展距离，有效改善身体的活动能力。瑜伽带不具弹性，可以帮助扣紧身体，让双手空出来，尽情地做伸展动作。新妈妈在选择瑜伽带时最好选用纯棉材质，手感厚实柔软的双扣环式产品。

### 瑜伽球

瑜伽球也称为健身球或瑜伽健身球，它可以用来协助锻炼身体的平衡感，增强身体对肌肉的控制能力，提高身体的柔韧性和协调性。利用瑜伽球，还可以做很多伸展身体的运动，不但能避免肌肉酸痛，还有按摩作用，当人与球充分接触时，它就会很好地对人体进行按摩。

### 瑜伽抱枕

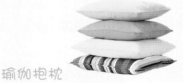

瑜伽抱枕有圆形、方形两种类型。圆形抱枕多用来辅助开胸运动，方形抱枕适用范围则更广。专业的方形瑜伽抱枕，强调适当的支撑力度，可有效协助新妈妈调整瑜伽姿势，尤其是在做脊背的延展练习和休息放松动作时，为其提供安全的支撑力。

### 毛巾

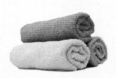

毛巾可以用来擦汗，也可以垫着以保护身体，还可以代替瑜伽带用来辅助动作的完成。例如：在练习双手支撑的瑜伽体式时，可以将毛巾叠成长条，放在掌根下方，防止腕关节受伤。瑜伽练习使用的毛巾以不会掉落棉屑、触感柔软细腻、吸汗性好的为佳。

### 音乐

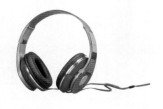

运动时没有音乐，容易让人感到无趣和疲劳。如果能一边听着自己喜欢的或让人觉得放松、宁静的音乐，一边做柔和的瑜伽动作，能让新妈妈身体和心情都变得轻快，运动时间也过得特别快。

## 安排好练习时间

一般来说，瑜伽练习是没有具体时间要求的，新妈妈可以与自己的生活作息规律结合起来进行。但通常，清晨起床未进食之前和傍晚时段练习瑜伽效果会比较好。清晨练习，环境宁静，不易被打扰，而且可以放松经过一夜睡眠后松弛僵硬的肌肉，为接下来的一天增添活力。傍晚时段练习，可以很好地舒展身体，释放一天中身体所集聚的紧张与压力。

新妈妈们也可以弹性地调整练习时间，不过最好选择不受干扰的时段练习，且尽量将练习时间固定下来，这样能让练习效果更好。练习时间的长短依据个人体力和身体恢复状况而定。一般来说，在刚开始练习时，时间可稍短一些，以后再逐渐延长。不同的时间适宜练习不同的内容，例如：早晨宜多练习体位法，中午、晚上多练习呼吸、冥想。

## 选择适宜的场地

瑜伽练习一般不受场地限制，但如果能在一个安静、整洁、空气新鲜、周围温度适宜的地方练习（最好是露天的贴近自然的地方，如阳台、花园等），可以让身心放松到最大化程度。如果在房间内练习，一定要注意保持空气的流通，这对于瑜伽中的调息练习尤为重要。倘若去瑜伽馆练习，应选择通风、透气、光线充足的瑜伽馆。

练习瑜伽时，可以在周围摆放一些绿色植物，准备一些熏香、精油，或柔软的灯光、轻柔的音乐，在地上铺上松软的毯子或瑜伽垫，这样可以防止疲劳。

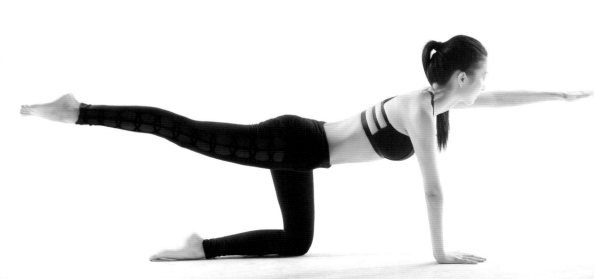

## 熟悉瑜伽练习的一般步骤

一次比较全面的瑜伽练习通常需要 50 ~ 60 分钟的时间，至少要包括冥想调息、热身、体位、放松 4 个步骤。冥想也可以在放松术之后再做。

### 冥想调息

瑜伽冥想和调息是瑜伽练习的基础，能够使练习者集中注意力，有助于在正式锻炼前调节身心，使人在一种心情平静、精神放松的状态下进入锻炼。

### 热身

做瑜伽前必须进行一些简单的热身活动，这样可以对身体起到保护作用。可以在练习体位前做些简单的肩颈、肘关节、手腕、腰部、脚踝、膝盖等部位的热身活动。

### 体位

体位练习能够帮助伸展和调理身体，有效按摩身体的各个腺体和器官，使身体更健康、更有灵活性。在练习时，呼吸、精神、意识全然集中于当下的体位，身心会更加和谐统一。

### 放松

放松是瑜伽练习不可忽视的一个环节。通过放松，能让之前的体位法、呼吸冥想法对身体内部造成的影响遍及全身，使血液循环通畅。放松心灵是一种更高层次的放松，能让心态平和，不被外物所干扰。

## 一些禁忌与安全事项要了解

想要瑜伽练习达到更好的效果，在练习之前需要了解一些相关的禁忌与安全事项。如果可以，练习之前先听听医生或专业教练的建议。

- 产后第 1 个月不建议练习任何瑜伽体式，坐完月子后可以练习较为温和的体式，之后再逐步增加其他体式的练习。
- 瑜伽动作要缓慢、柔和，步骤分明，切忌随意加快动作或动作做得过于勉强。
- 练习时，如果身体出现剧痛、晕眩，或感觉过于劳累、呼吸困难，应慢慢退出练习。
- 练习瑜伽时要专注，不要与人交谈聊天，全身心地投入才能让练习效果更佳。
- 练习瑜伽前应保持空腹状态，最好在餐后 2 ~ 3 小时后进行。
- 练习结束后半小时，可以喝适量温开水，补充水分，并帮助身体排出体内毒素。
- 练习结束后，不要马上洗澡，可以休息 30 分钟左右再洗，否则容易引起身体不适。

# 4 关于产后修身瑜伽的 Q 与 A

　　一些新妈妈特别是瑜伽初练习者，在练习前总会有各种各样的担心和疑虑：刚生完孩子可以做瑜伽吗？瑜伽似乎很高难度，自己真的做得来？产后瑜伽练习真的可以减肥吗？……下面将为你解答这些疑问。

## Q: 产后新妈妈练习瑜伽有危险吗？

　　A: 产后修身瑜伽是经过医学验证的，对新妈妈的身体恢复和修身减肥很有帮助。新妈妈只要根据自己的身体情况来练习，一般不会有运动损伤。而且，练习瑜伽讲求适度即可，并不追求动作完成的幅度大小和完美程度，只要尽力而为便可收到锻炼效果。

## Q: 瑜伽会给产妇的身心带来哪些好处？

　　A: 产后瑜伽对产后身体康复和身材修复的益处主要体现在以下几个方面：促进会阴、子宫、骨盆、大肠、小肠等器官的恢复，改善便秘、体虚等身体不适；消耗身体热能，减少腰、腹、臀、大腿的赘肉，改善身体血液循环，促进产后体形的恢复；因孕期生理改变而产生的腰椎压迫、骨盆倾斜等不良姿势，以及产后肩颈、腰背疼痛等问题都可以通过瑜伽得到改善；瑜伽还可以令人心情平静，有净化心灵、预防产后抑郁的作用。

## Q: 月子期可以练瑜伽吗？

　　A: 一般来说，月子期不建议做瑜伽体式。不过如果是顺产妈妈，在身体恢复较好的情况下，产后 1 周左右可以做简单的活动，如下地行走、瑜伽呼吸冥想练习等；半个月后就可以做一些强度和幅度较小的动作，如手臂伸展运动。不过，有一些产妇月子期是完全不适宜练习瑜伽或其他运动方式的，如产后大出血、产褥期严重感染者。

**Q:** 哺乳妈妈可以练习瑜伽吗？

**A:** 瑜伽是一种温和的运动，只要身体状况允许，就算经常练习也不会影响母乳的质量。而且，瑜伽中的一些体式还有促进乳汁分泌和疏通乳腺的功效，如牛面式可以促进乳汁的分泌，坐立鹰式可以缓解乳房胀痛等，哺乳妈妈都可以经常练习。

**Q:** 生完孩子后根本就不想动怎么办？

**A:** 很多新妈妈在生完孩子后，会变得非常敏感和疲劳，因而不想动。更不用说，在空闲之余还要承担育儿、做家务的工作。不过越是如此，就越要坚持运动。一旦规律的运动习惯养成之后，你便能感受到运动的效果，自信心也会随之加强。

**Q:** 身体柔韧性不好的人可以练瑜伽吗？

**A:** 身体柔韧性不好也可以练习瑜伽。瑜伽动作并没有想象的那么难，也并非要求做到完美，只要按阶段和步骤一步一步地做，动作慢一些，即使最初你的身体较为僵硬，通过一段时间的练习之后，你的身体也会变得越来越柔软。

**Q:** 瑜伽练习多久才可以见到效果？

**A:** 产后新妈妈瑜伽练习应循序渐进地进行。一般每周练习 2～3 次即可，动作强度也应由小到大。只要能固定、规律、持续地练习，1 个月左右就会感觉到明显的效果。

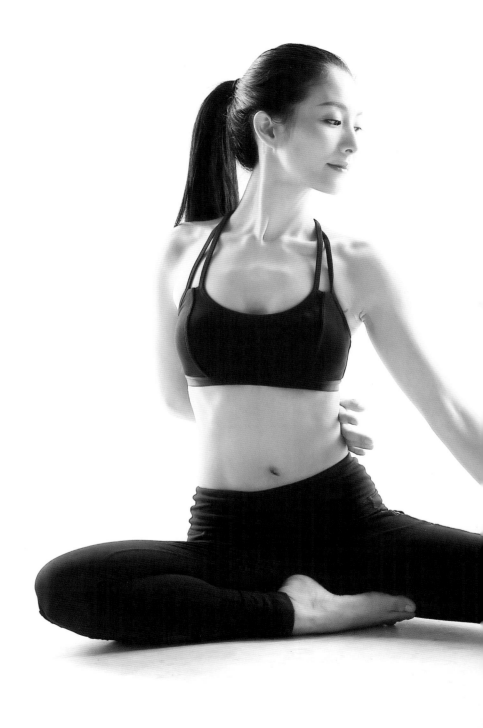

# CHAPTER 2
# 静心瑜伽，
# 做个优雅俏妈咪

　　瑜伽修习的第一步是静心，想要瘦下来的新妈妈们切不可心急。只有依照瑜伽导师的指导，从坐姿、手印、呼吸、冥想等一系列方式进入到静心的状态，才适合进入真正的瑜伽体式练习。新妈妈的平和、优雅的气质也就在这不知不觉的一呼一吸之间悄然建立起来。

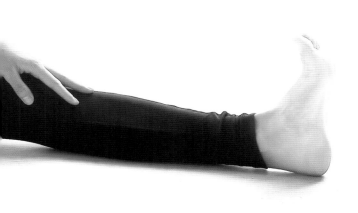

# 瑜伽坐姿，镇定安神烦躁情绪不再来

练习瑜伽坐姿，可以帮助刚生完宝宝的新妈妈放松身体，稳定情绪，起到镇定、安神的作用。瑜伽坐姿常用来配合练习瑜伽呼吸和冥想，也是瑜伽坐姿体位法的第一步。常练习瑜伽坐姿还能帮助矫正日常生活中的不良坐姿，改善体形。

## 金刚坐

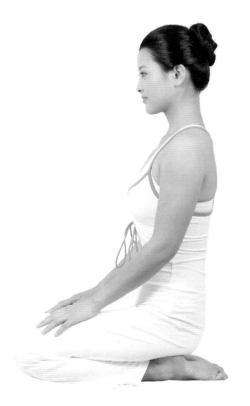

金刚坐又称"正跪坐式"或"钻石坐"。金刚坐有利于放松和长时间静坐，可以减慢血液流动速度，减缓生理活动，便于入静。如果其他坐姿坐久了感到腿麻、疼痛难忍，即可换成金刚坐，缓解疼痛。此外，金刚坐还有增强肠胃系统的功能，促进消化和强健脊椎周围核心肌群等功效。

**动作要领：**双膝并拢跪地，臀部坐在双脚脚后跟上。放松肩部，收紧下巴，挺直腰背。双手平放在大腿上或自然垂于体侧。

## 半莲花坐

莲花坐在梵文中被视为美的纯粹象征。从瑜伽的角度看，这个坐姿适合于呼吸和冥想练习时采用。它可以放松脚踝、膝盖和双腿肌肉，增强膝关节的力量，缓解关节炎和风湿痛。半莲花坐适合柔韧性还不够好的产妇。

**动作要领：** 取坐姿，双腿并拢且伸直。弯曲左腿，将左脚放于右大腿下。弯曲右腿，把右脚放在左大腿上。腰背挺直，双手以智慧手印放于双膝上，保持自然呼吸。

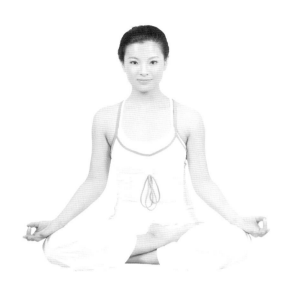

## 至善坐

至善坐有助于梳理全身经络，使之畅通无阻。至善坐还可以镇定、安神，使头脑清晰。

**动作要领：** 双腿并拢伸直坐在地上，保持背部挺直。弯曲左小腿，使左脚的脚跟紧紧顶住会阴部，左脚脚掌紧靠右大腿。弯曲右小腿，把右脚脚跟放在左脚脚踝上，右脚脚掌则放在左大腿与左小腿之间。背、颈、头保持直立。保持双肩放松，双手以智慧手印放在双膝上。

# 瑜伽手印，净化心灵修炼自我

在瑜伽调息和冥想的练习中，双手的姿势具有重要的意义。瑜伽手印具有神秘的感召力，对身体与意念会产生特殊的能量，有助于净化心灵，引导人们了解瑜伽的奥妙和精髓。瑜伽手印没有大的体式动作，新妈妈在产后可常练习。

## ▶ 秦手印

拇指代表大宇宙，食指代表小宇宙，两指相扣代表个体小宇宙的能量与大宇宙的能量相融合。秦手印能让我们更快地进入平静的状态。

**动作要领：**选择一种瑜伽坐姿坐好。双手的拇指和食指相扣，其余的3根手指放松，双手垂于膝盖上，掌心向下。

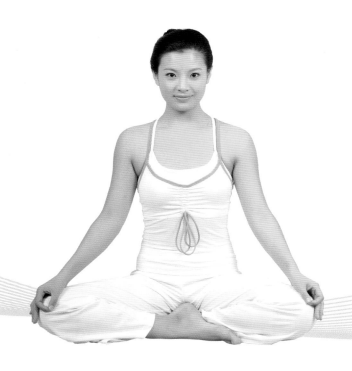

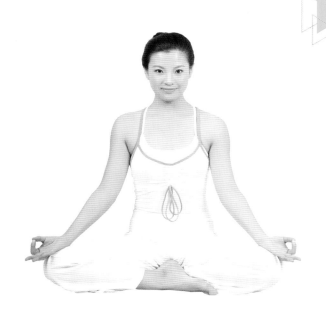

## 智慧手印

智慧手印代表把自身能量和大宇宙的能量融合在一起，可以让人的心灵很快归于平和，提升静坐和冥想的质量。

**动作要领：** 选择一种舒适的瑜伽坐姿坐好。双手摊放在双膝上，掌心向上。双手的拇指和食指相扣，其余手指自然放松。

## 祈祷手印

祈祷手印也称"双手合十手印"。人的身体是左阴右阳，双手合十代表着"阴阳结合"，身体和心灵的统一。掌心相对，能让人更加全神贯注，有助于活跃和协调左右脑，使人获得平和的心态。

**动作要领：** 选择一种舒适的瑜伽坐姿坐好。双手合十，手肘端平，大拇指指向心轮的方向。

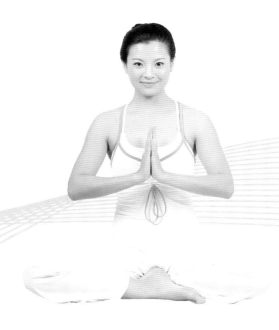

# 3

# 瑜伽呼吸法，美丽妈咪从呼吸开始

呼吸是一种与生俱来的自我调节运动，它不需要你付出太多的体力与耐力，只需静下心来，清空你的思维，放松你的身体，疲劳、烦躁、忧郁就会悄悄地远离你的身体，让你获得一份来自内心的"幸福"礼物。

## 腹式呼吸法

**动作要领：** 用自己感觉舒服的方式盘腿坐好，挺直腰背，将右手轻轻搭放在腹部。吸气，用鼻子把新鲜空气缓慢深长地吸入肺的底部。随着吸气量的加大，胸部和腹部之间的横膈膜向下沉，腹内脏器官下移，小腹会像气球一样慢慢鼓起。然后呼气，腹部向内朝脊椎方向收紧，横膈膜自然而然地升起，把肺内的浊气完全排出体外，内脏器官回复原位。

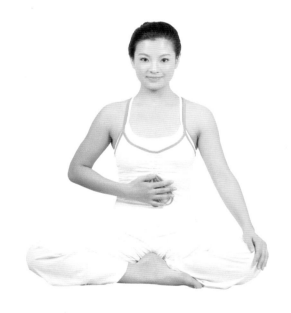

**练习小叮咛：** 吸气时一定要慢慢地将气息吸入，呼气时同样也要慢慢地将气息吐出。最好使吸气和呼气过程一样长。

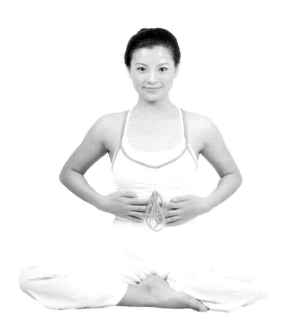

## 胸式呼吸法

**动作要领：** 用自己感觉舒服的方式盘腿坐好，挺直腰背，并将双手轻轻搭放在肋骨上。吸气的同时用双手感觉肋骨向外扩张并向上提升，但不要让腹部扩张，腹部应保持平坦。然后缓缓地呼气，把肺内浊气排出体外，肋骨向内收并向下沉。

## 完全式呼吸法

**动作要领：** 用自己感觉舒服的方式盘腿坐好，挺直腰背，将左手搭放在肋骨上，右手搭放在腹部。缓缓吸气，首先把空气吸入到肺的底部，使腹部隆起；继续吸气，将气体慢慢填满胸腔。然后放松腹部，尽量把气吐尽，再有意识地使腹肌向内收紧，并温和地收缩肺部。

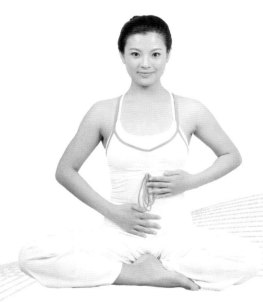

**功效解析：** 常做呼吸瑜伽可以起到调节呼吸规律，强化内脏功能，消除腹部赘肉，加速血液循环，稳定情绪，平衡心态的作用。

# 瑜伽冥想，放松身体平和心境

瑜伽冥想是指身、心、灵合一后所进入的状态，是一种让大脑安静、心境平和、让人变得更加自觉和自制的练习。达到深层的冥想状态需要进行严格的瑜伽修炼，新妈妈们不必如此，只要掌握一些简单的冥想技巧即可达到锻炼效果。

## ▶ 仰卧冥想法

**动作要领：** 平躺在地面上，双腿微微张开，双臂伸直自然垂放在身体左右两侧，使掌心向上。摆正头部，保持颈椎、脊椎挺直，精神专注，意识清醒。轻轻闭上双眼，全身完全放松，缓慢而深长地呼吸。

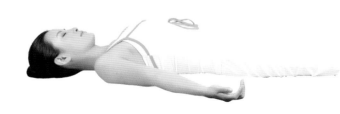

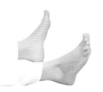

**练习小叮咛：** 平时背部较难保持平直的新妈妈可以在尾椎骨处垫一块毛巾，以支撑腰部。

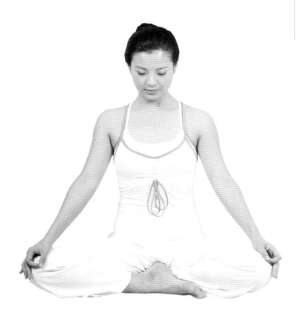

# 呼吸冥想法

**动作要领：**采取莲花坐、半莲花坐或散盘坐，挺直腰背。采用腹式呼吸。呼吸时尽可能地放松自己，同时保持清醒，告诉自己"我正在吸气""我正在吐气"。几分钟之后，你的呼吸状态就会慢慢变得平稳下来，心境也会越来越平静。

# 注目凝视冥想法

**动作要领：**选择任意一种瑜伽坐姿坐好，挺直腰背，调整呼吸。使双眼与所关注的物体平行，直到双眼感到疲倦和落泪。闭上眼睛，努力去保持所关注物体的形态。如果图像消失，再睁开眼睛专注凝视，反复几次或十几分钟以上，然后闭上眼睛进入冥想状态或结束。

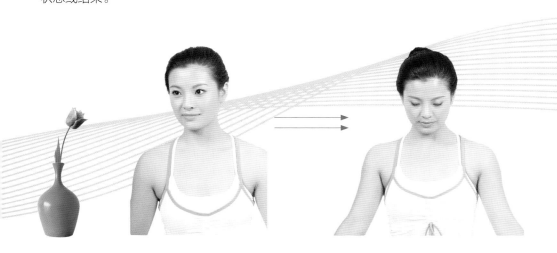

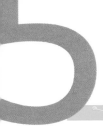

# 平和瑜伽，身心合一体态优雅

瑜伽练习讲究身心合一，既要身形美，也要心灵美。因此，产后新妈妈在修炼心境的同时，配合练习一些平和身心的瑜伽体式，可以让身体与心灵同时得到舒展，在塑造优雅体态的同时，体会身心合一带来的愉悦之感。

 风吹树式

风吹树式可以很好地伸展脊椎，使人姿态优雅，培养人良好的体态和气质。同时，它还能提高身体的平衡感，促进心态的平和。

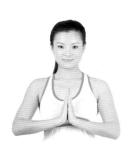

## Step1

自然站立，双腿伸直并拢，双手于胸前合十，腰背挺直，目视前方。

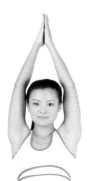

## Step2

吸气，保持双手合十，双臂伸直，高举过头顶，大臂尽量拉到耳朵后侧。

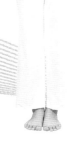

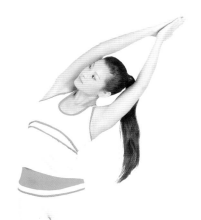

# Step3

呼气,向左侧弯腰,保持2～3次呼吸,充分感受右侧腰肌拉伸紧绷的感觉。

# Step4

吸气,双臂带动上半身回正后,换另一侧重复练习。呼气,身体还原至基本站姿。

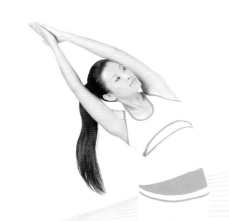

**练习小叮咛:**

练习时可以想象自己是双脚扎根在土里的植物,随着阳光不断生长,身体犹如树一样随风摆动。

## 鱼式

鱼式可以使颈部、胸腔、背部都得到很好的伸展，改善肩颈背部肌肉僵硬、疼痛的情况，使人的身体放松，呼吸顺畅，压力减轻。

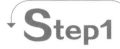

仰卧在瑜伽垫上，双臂自然贴放在身体两侧的地面上，掌心朝下。

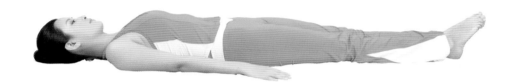

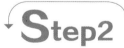

一边吸气，一边弓起背部，将头顶百会穴轻轻放在地面上。

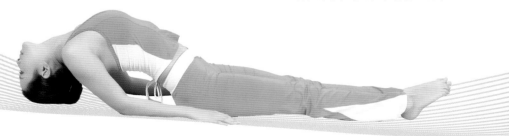

## Step3

双臂、双腿伸直并拢，并向上抬起，与地面成 45°，保持数秒钟。

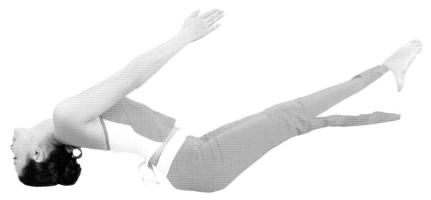

## Step4

随着呼气，将双手臂和双腿放下，身体慢慢还原。

**练习小叮咛：**
此体式的练习中可以借助双手肘的力量推起上身，以保持胸腔的向上扩张，减轻头部着力点所承受的压力。

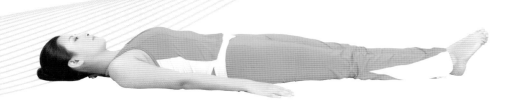

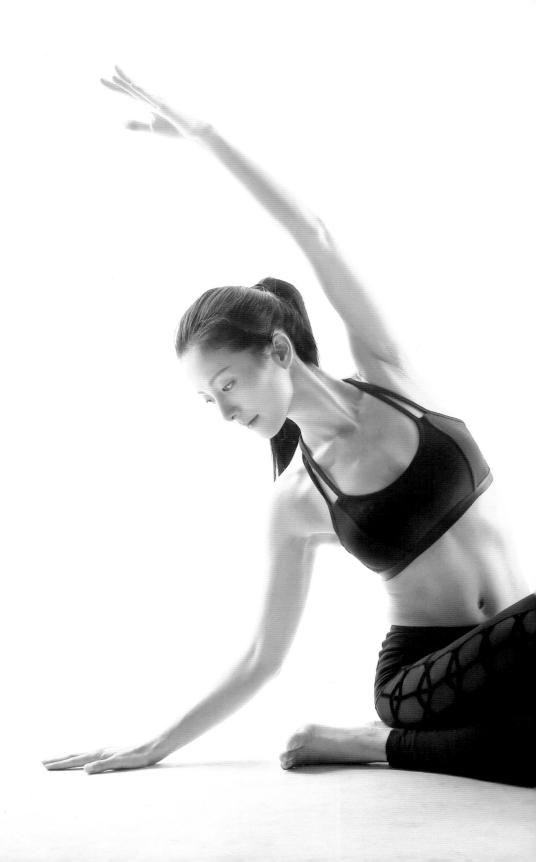

# CHAPTER 3
## 调理瑜伽，
## 时尚辣妈要瘦美更要健康

　　经过了静心瑜伽的洗礼，接下来进入时尚辣妈的养成记中十分基础的一环：调理。这一章节介绍的体式将帮助新妈妈们逐个解决身体内因为生产而留下的疾患，从而帮助妈妈们恢复元气、保养子宫、修复阴道、强化盆底肌。调理好了身体，辣妈们就像蛹一般等待着破茧成蝶吧！

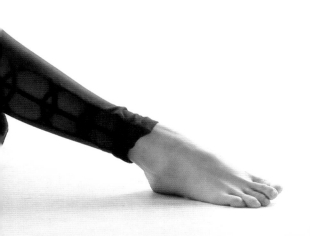

# 恢复元气，新妈妈活力满满

刚刚生产完的新妈妈大多非常虚弱，浑身没劲儿，这时不妨适当做些活动或瑜伽练习，帮助新妈妈休养生息，恢复元气。一般来说，顺产妈妈产后 8 小时就可以适当进行简单的活动，产后复查得到医生的"通行证"后就可以进行以下活动。

## 站立背部伸展式

这个体式能够增加头部和大脑的血液供应，减慢心率，消除疲劳，让人感觉镇定平和，还能充分伸展背部、脊椎和大腿，美化后腰和腿部整体线条，活动腹部、髋部，调整骨盆位置，帮助矫正骨盆，燃烧腹部脂肪。

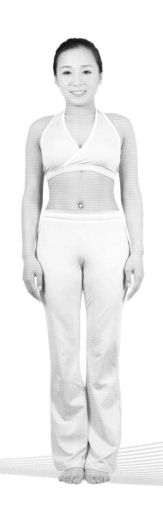

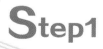

自然站立，吸气，双腿伸直并拢，双手垂于身体两侧。

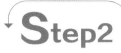

## Step2

双手高举过头顶,掌心向前。

**练习小叮咛:**
　　练习时双腿要始终垂直于地面,重心放在前脚掌上,以帮助腰腹肌肉更好地向下伸展。

## Step3

吸气,缓缓向前弯腰,手臂带动身体向前倾,同时保持脊椎的伸展和双腿的笔直,指尖点地。

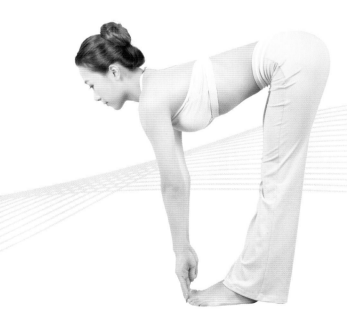

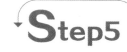

# Step4

呼气，双手掌心缓缓触地，放在双脚脚踝的两侧，脸部靠近小腿。保持姿势数秒钟。

# Step5

呼气，身体恢复到基本站姿。

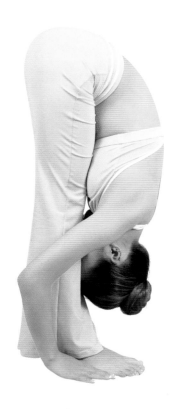

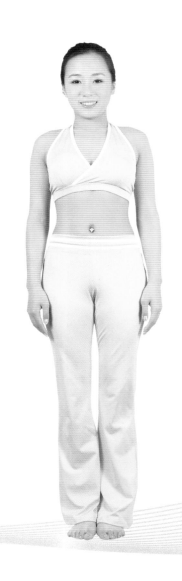

**练习小叮咛：**

如果脸部靠近小腿有困难，以尽可能做到自己的极限为度，也可稍微弯曲双膝，不可过于勉强。

## 下犬式

下犬式可以伸展肩、腿后筋、小腿肌肉、足弓和手，激活身体的多个部位，强健手臂、腿部，缓解身体僵硬、腰背疼痛、头痛失眠的症状，让身体活力充沛。

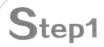

双腿并拢跪立在瑜伽垫上，身体前倾使双手撑地，手指张开伸直指向前方，大腿与小腿垂直，脚背贴地。

## Step2

腿部发力，脚掌撑地，手臂伸直向后推，臀部上顶，头部朝着脚的方向移动，注意头不要碰地。腿部绷直，膝盖不要弯曲，脚后跟下压，双脚微微分开，脚趾朝向前方。保持这个体式，深长地呼吸，然后还原至初始姿势。

**练习小叮咛：** 如果大腿后侧拉伸感过于强烈，可向前迈一小步并稍稍屈膝。如果觉得手不舒服，可以加大两手之间的距离，让肩膀更好地内旋。

## 含胸式

含胸式能活动人的肩部、胸部、腹部和背部的肌肉，帮助恢复肩、胸、背的元气，有利于缓解新妈妈产后身体的紧张和疲劳感，放松身体，恢复精力。

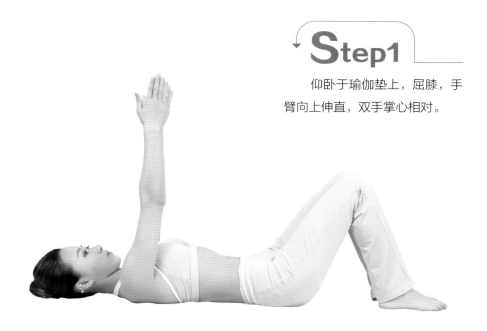

## Step1

仰卧于瑜伽垫上，屈膝，手臂向上伸直，双手掌心相对。

## Step2

用双臂的力量带动双肩向上，双手重叠于下腹部。吸气，收紧会阴，保持均匀的呼吸，坚持 10 秒钟。呼气，头部回落。

## Step3

屈膝，双手交叉环抱双肩，含胸，感觉肩膀向内收。吸气时抬起头部，保持呼吸顺畅，保持10秒钟。

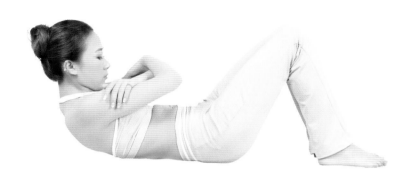

## Step4

呼气，将头部慢慢落下，回复到仰卧的姿势，上身完全放松。

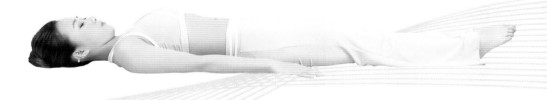

**练习小叮咛**：在练习的过程中，注意抬头时不要习惯性地屏住呼吸，要保持自然呼吸，将之与体式结合起来，才能达到更好的调理效果。

# 2

# 排毒调体质，产后女人更有魅力

人体每天都会积累大量的毒素，如果不及时排出，就会造成身体的不适症状，对于产后的女性来说，通过习练特定的瑜伽体式，可以起到调节体质、排出毒素的作用，让产后修复更快，自身的魅力值也会大增。

 猫式

猫式又叫做猫伸展式，是一种温和、安全、有效的活动方式，可以增加脊椎的灵活性，放松肩颈，伸展背部，同时按摩腹部，增强消化功能，改善便秘情况。如果在睡前练习，还可以改善睡眠质量。

## Step1

四肢撑地跪立在瑜伽垫上，双脚分开与肩同宽，大腿垂直于地面，两臂与肩同宽，垂直于地面，脚背绷直贴于地面，手指张开撑在地面上，背部保持与地面平直。

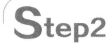

## Step2

吸气，背部慢慢向下沉，臀部自然向上翘起，胸部向上提升，头部随着脊柱的弯曲慢慢抬起，双眼尽量向上看。

## Step3

呼气，慢慢收回背部并向上拱起，腹部收紧，脊柱形成一个拱形，头部随着呼气和背部的拱起慢慢向下，眼睛看向大腿处。重复5～10次练习后，休息放松，身体还原至初始姿势。

练习小叮咛：动作要尽量缓慢，配合呼吸节奏来进行，不要太快，也不要用力过猛，充分感受后腰的伸展和收缩，且大腿和手臂始终保持垂直于地面的状态。

## 束角式

束角式动作非常柔和，能使骨盆、背部和腹部都得到足够的血液供应和刺激，很好地帮助子宫和卵巢排毒。产后有漏尿症状的新妈妈，不妨多练习该体式，对恢复身体有利。

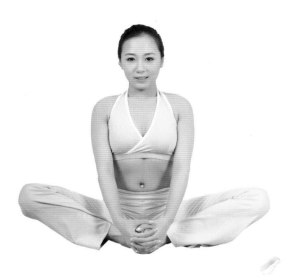

**Step1**

坐在瑜伽垫上，脊柱挺直，将两只脚掌相对，脚后跟靠近会阴处，双手握住双脚。

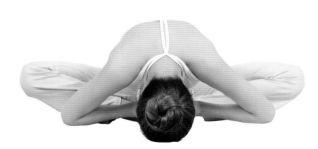

**Step2**

慢慢将身体向下压，依次把头、鼻子、下巴贴在地板上，双膝贴地，身体尽量贴近双脚，保持 3 次自然呼吸后放松，回到原来的位置。

练习小叮咛：初次练习的妈妈如果做不到鼻子、下巴贴地，努力做到自己最大的限度即可，切不可勉强，也可以用瑜伽枕辅助，把额头放在瑜伽枕上，让练习更加舒适。

## 炮弹式

炮弹式也称"抱膝压腹式"，这个练习能够帮助产后的新妈妈排出体内浊气，还能辅助调节生殖系统，消除胀气、下腹痉挛和便秘等。

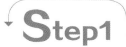

仰卧于瑜伽垫上，双腿伸直，双臂自然垂于体侧，掌心贴地。

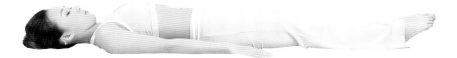

### Step2

吸气，屈右膝，双手十指交叉，抱住右小腿。

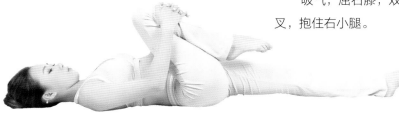

### Step3

将右大腿尽量靠近胸腹部，抬起上半身，用下巴去碰右膝盖。呼气，回到初始姿势，换腿练习。

# 3

# 疏通乳腺，妈妈宝宝更健康

　　产后2～3天，新妈妈开始分泌乳汁。母乳喂养可以帮助瘦身，也可以让宝宝喝到健康、甘甜的乳汁。哺乳妈妈可以适当做一些有针对性的瑜伽，可以起到疏通乳腺，促进胸部血液循环，帮助修复乳腺的功效，还能防止乳腺增生。

## ▶ 扩胸运动

　　扩胸运动尤其适合产后新妈妈在授乳期练习，能锻炼胸部肌肉，尤其是胸大肌，使胸部上扬，矫正胸椎不正，还能很好地刺激乳腺，预防和改善授乳造成的胸部下垂现象。

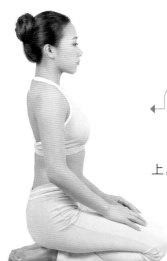

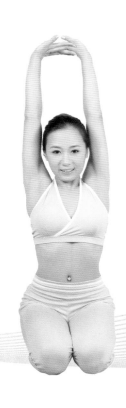

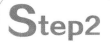

## Step1

以金刚坐的坐姿坐在瑜伽垫上，将上半身挺直。

## Step2

双手十指相交，掌心翻转向上，双手伸展举过头顶，并保持腰背部挺直。

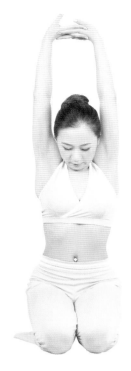

## Step3

将下巴抵在胸骨上，两臂
尽量向高处伸展，并保持深长
而平稳的呼吸 30 秒。

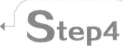

## Step4

将双手十指交叉，放于
体后，手心翻转向下，往后
伸直手臂，带动胸部上扬，
保持 30 秒钟。

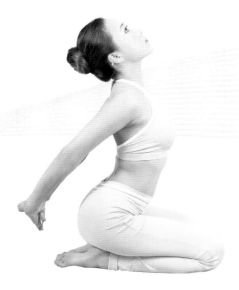

## Step5

随着吸气慢慢仰头，手心
接近地面，带动胸部上扬，将
胸部轮廓扩展到最大限度，深
长地呼吸，保持 15 秒钟。

## 牛面式

牛面式同样具有疏通乳腺的功效，其主要是通过伸展手臂、放松肩关节、拉伸背阔肌、扩展胸部来促进乳汁分泌的，长期练习，还能增加脊柱的柔韧性。

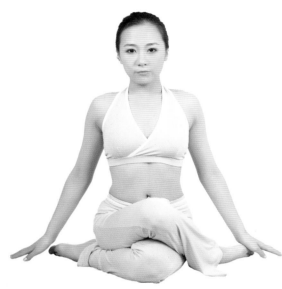

## Step1

腰背挺直坐于瑜伽垫上，双腿交叠，右大腿压在左大腿上，双臂自然下垂，左手尽量触摸右脚，右手尽量触摸左脚。

## Step2

将左臂高举过头，屈肘，肘尖正对后脑勺，指尖朝下，再弯曲右肘，指尖朝上，于右肩处使双手手指相扣。

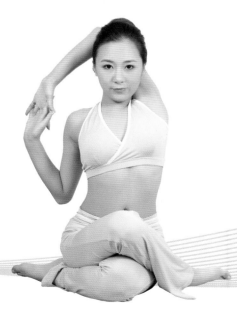

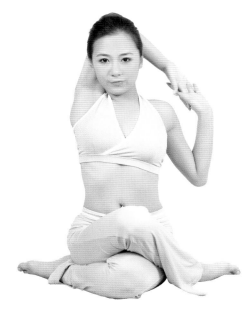

## Step3

保持正常呼吸5～20秒钟，然后放开双肘，换个方向重复动作，使双手于左肩处上下相扣。

## Step4

将双臂自然下垂，身体还原到初始姿势。

练习小叮咛：刚开始练习时，可能新妈妈的双手不能完全相扣，此时可以使用瑜伽伸展带辅助，或者将两只手尽量向中间靠拢也可。

## 坐立鹰式

　　坐立鹰式能够增强两肩之间的弹性，加强胸肌的力量，从而消除乳房胀痛。哺乳期的产后新妈妈如果乳房经常出现肿痛的情形，可以多练习该体式。

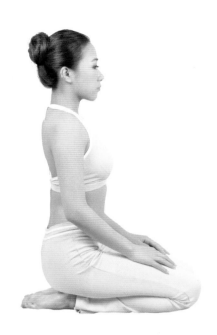

**Step1**

　　以自己觉得舒服的姿势跪坐在瑜伽垫上，双手掌心朝下放于大腿上，目视前方。

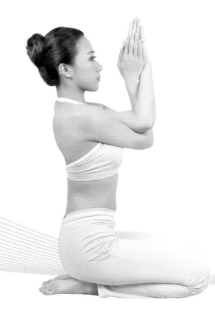

**Step2**

　　将右臂在下左臂在上，双臂相互缠绕，两个手掌心相对。

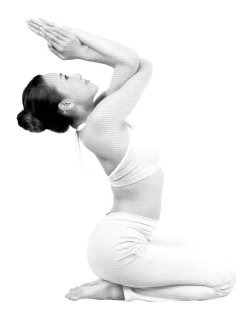

# Step3

吸气，双臂保持环绕状态，将上半身向后方下压，头部后仰，保持数秒钟。

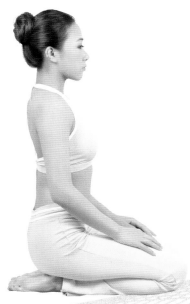

# Step4

随着呼气将上半身回正，身体还原至初始的坐姿。

练习小叮咛：如果肩关节过于僵硬，无法缠绕手臂，尽量保持掌心相对即可。平衡感不好的人在练习时要注意身体后仰时保持协调性，以免无法收回身体。

# 保养子宫，让美丽常驻

产后新妈妈的子宫颈口尚未全闭，子宫内又有胎盘剥离面创口，此时细菌很容易侵入。再加上抵抗力相对较差，因此，不论是自然生产还是剖宫产的新妈妈都要加强对子宫的保养。通过以下几个简单的瑜伽体式，可以加快体内激素分泌，帮助子宫复原，让美丽常驻。

## 坐角式

坐角式能够伸展和放松大腿后侧的韧带和肌肉，促进骨盆区的血液循环，同时还能强化子宫的功能。新妈妈每天都可以做这个体式，有助于加快子宫的修复。

## Step1

坐在瑜伽垫上，双腿大大地分开，呈"一"字形，保持上半身挺直，双手放在腿上或大腿内侧。

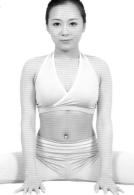

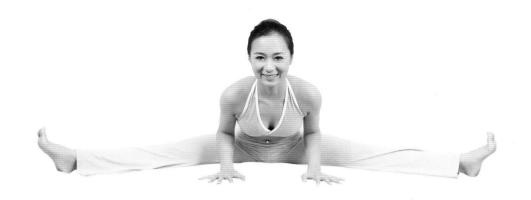

## Step2

　　将双手放于身体前方的地面上，随着吐气将上半身慢慢向前倾，并保持腿部和背部挺直，保持自然呼吸 30 秒。

## Step3

　　将双手尽量向前伸，使腹部尽可能地贴近地面，依然保持腿部和背部挺直，保持均匀呼吸 30 秒钟后放松。

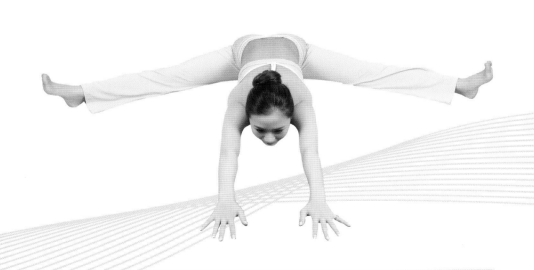

**练习小叮咛：** 在练习该体式的过程中，关注大腿内侧的拉伸和背部的伸展，注意背部要始终保持平直，不能弯曲，否则会压迫骨盆，使之变形。

## 步步莲花式

步步莲花式也称"蹬自行车式"，它能使疲劳的双腿和双脚恢复活力，灵活僵硬的髋部，帮助产后新妈妈排出子宫的淤血，还能加强骨盆区域的支撑能力，有效预防骨盆倾斜。

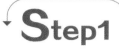

仰卧于瑜伽垫上，双手自然放于身体的两侧，掌心贴地。

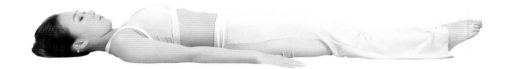

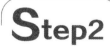

吸气，将双腿同时伸直上举，至与地面成90°。

# Step3

呼气，左腿绷直下落，直至与地面成 60°，再将右腿屈膝，大小腿成 90°，大腿向胸口方向弯曲靠拢。

# Step4

吸气，双腿交换动作，右腿向斜上方伸直，左腿屈膝向胸口方向弯曲，保持自然呼吸，双腿交替进行。呼气，双腿慢慢落地，回到初始姿势。

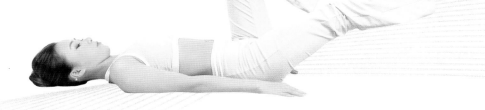

**练习小叮咛：** 在练习该体式的过程中，要保持上半身放松，腹部用力内收，腿部伸展动作的大小以上半身不摇晃为准。

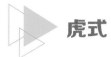

## 虎式

之所以叫虎式，是因为该体式效仿了老虎的动作，它是一个极好的产后练习的瑜伽体式，能修复生殖器官，预防产后子宫脱垂，让臀部更圆润，全身肌肉线条更流畅。

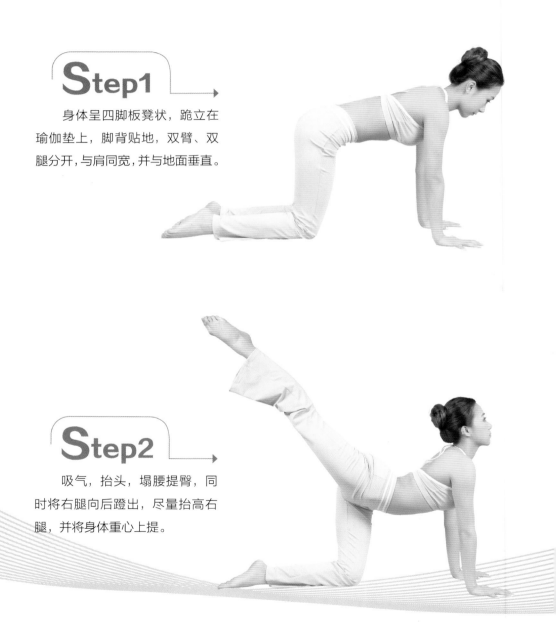

**Step1**

身体呈四脚板凳状，跪立在瑜伽垫上，脚背贴地，双臂、双腿分开，与肩同宽，并与地面垂直。

**Step2**

吸气，抬头，塌腰提臀，同时将右腿向后蹬出，尽量抬高右腿，并将身体重心上提。

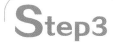

**呼气,低头,收紧腹部,将右腿收回,用右膝去触碰鼻尖,保持 3 次自然呼吸。**

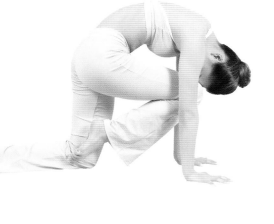

**练习小叮咛:**

在练习过程中,应注意保持双肩的放松,不要习惯性耸肩,不要向外翻转髋部,并将注意力集中在臀部,充分体验臀部肌肉收紧的感觉。

**Step4**

身体还原至初始的跪姿,换另一侧继续练习。

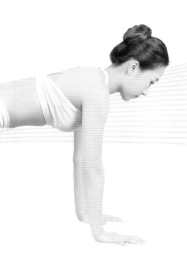

# 5 修复阴道，产后"性"感回归

在分娩过程中，孕妈妈的外阴道会受到胎儿的压迫而撕裂，出现水肿或疼痛，一般在产后数月才能逐渐恢复正常，而阴道恢复的效果直接影响新妈妈的幸福指数。每天抽出一定的时间，做一些能帮助阴道修复的瑜伽体式，可以帮助你产后"性"感回归。

## 蛇击式

蛇击式能够强化生殖器官系统的功能，刺激雌性激素的分泌，对于产后阴道的修复作用效果显著，新妈妈经常练习蛇击式，还有助于改善月经失调等妇科疾病。

## Step1

跪坐于瑜伽垫上，将臀部坐在双脚脚后跟上，身体前倾，使双小臂和额头贴地。

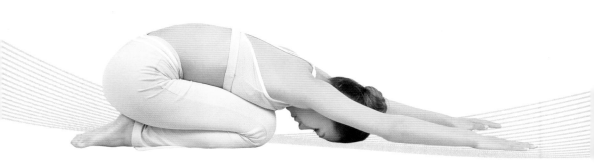

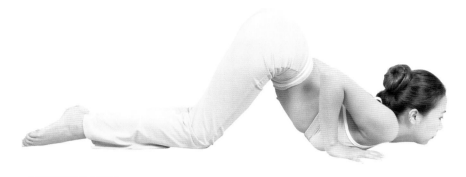

# Step2

呼气，身体后缩，微抬头，使下巴点地，胸膛离地面约两寸，一边吸气一边将身体缓缓向前移动。

# Step3

当身体移动到最大极限时，伸直双臂撑起上半身，背部尽量向后仰，直至髋部抬离地面，保持3～5次自然呼吸，身体放松，呈俯卧姿势。

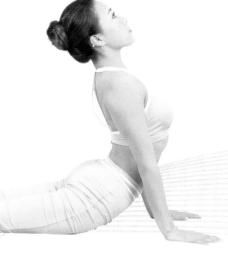

**练习小叮咛：**在练习时，大臂应用力向后夹紧上身，小臂微微跷起，但不要接触地面。向前移动时主要是下巴用力，还原后退时则是臀部用力。

## 会阴收束式

会阴收束式是通过收束会阴，帮助产后阴道修复的体式，其能刺激盆腔神经，收紧阴道，激发性活力，还可以通过加强肛门括约肌的力量刺激肠蠕动，从而防治便秘，改善痔疮等。

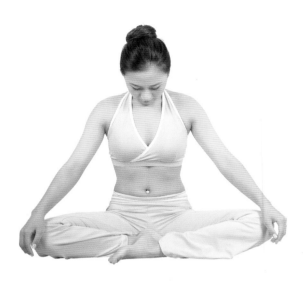

### Step1

采取舒适的瑜伽坐姿（最好是至善坐），双手掌心轻搭在双膝上，缓慢地闭上双眼。

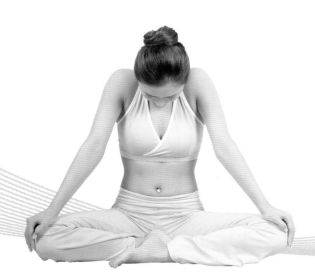

### Step2

吸气，将双肩耸起；呼气，缓慢地低头。

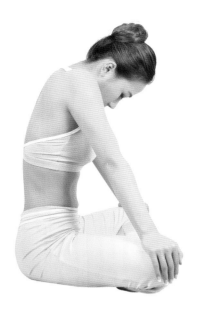

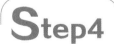

# Step3

悬息，用力收紧会阴部位，尽量长久地保持收缩的时间。

# Step4

吸气，抬头，呼气，放松肩膀和会阴部位。

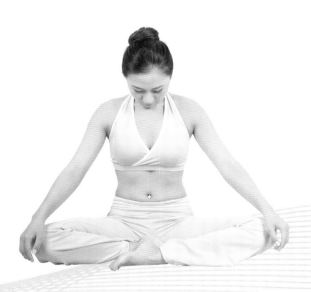

**练习小叮咛：** 该体式主要在瑜伽姿势及呼吸练习后进行，建议初学者通过练习提肛契合法，强壮会阴肌肉，使自己学会控制这些肌肉，以增强会阴收束法的效果。

## 叩首式

　　这是一个模仿兔子的瑜伽体式，通过练习，能保证脑部有充足的血液和氧分供应，预防产后脱发，还能收缩阴道，让人感觉非常舒适、轻松，因此此式也经常作为动作与动作之间的休息练习。

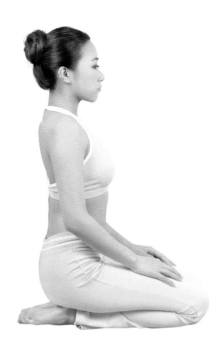

## $S$tep1

　　跪坐在瑜伽垫上，吸气，将腰背部挺直，臀部坐于脚后跟上，双手自然搭在膝盖上，目视前方。

## $S$tep2

　　呼气，上半身前屈，使头顶百会穴点地，双手放在脚后跟处。

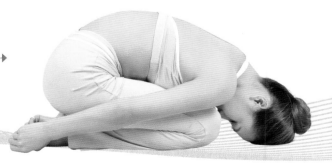

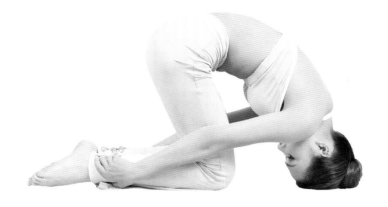

练习小叮咛：
    练习过程中如果感到颈椎不舒服的话，可将双手放于头部两侧支撑身体。双手如果抓不到脚后跟，可将其自然垂放于体侧。

# Step3

吸气，臀部抬高至大腿与地面垂直，弓背，双手触脚踝，保持这个动作数秒钟。

# Step4

呼气，身体慢慢还原至初始位置。

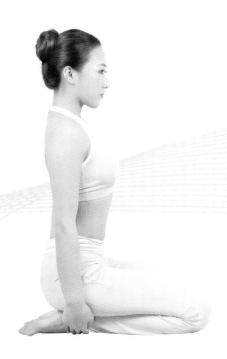

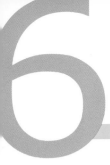

# 6 强化盆底肌，远离产后尿失禁

　　构成骨盆底的一组肌肉群称为盆底肌，它的健康是使膀胱、子宫以及其他器官得以正常运行的前提条件。孕妈妈在分娩过程中，盆底肌会极度扩张，在产后，这一肌肉便会变得松弛而脆弱，甚至可能引发产后尿失禁。因此，产后修复和加强盆底肌极有必要。

 **反台式**

　　反台式又叫做"一"字展胸式，该体式主要是通过收肛提臀，刺激会阴部肌肉来强化产后新妈妈的盆底肌肉力量，可以让其在最快的时间内告别产后尿失禁。

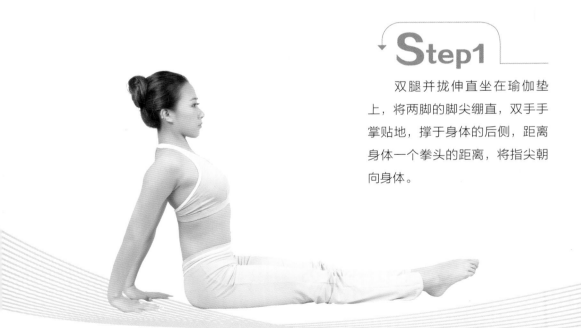

## Step1

双腿并拢伸直坐在瑜伽垫上，将两脚的脚尖绷直，双手手掌贴地，撑于身体的后侧，距离身体一个拳头的距离，将指尖朝向身体。

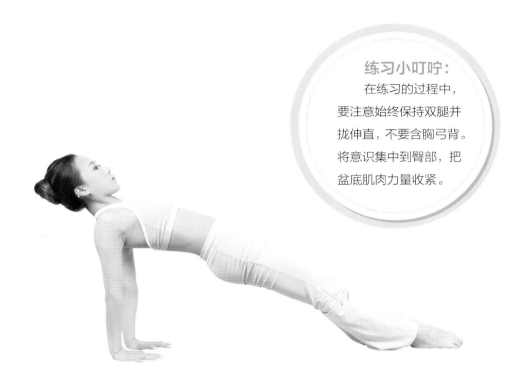

练习小叮咛：
在练习的过程中，要注意始终保持双腿并拢伸直，不要含胸弓背。将意识集中到臀部，把盆底肌肉力量收紧。

## Step2

用双手手臂的力量撑起上半身，脚尖绷直、点地，缓慢抬起骨盆，收紧臀部，保持自然呼吸，停留数秒钟。

## Step3

慢慢回到卧姿，仰卧于瑜伽垫上，伸直双腿，脚尖绷直，双手手臂向上，伸展全身各个部位，保持数秒钟，然后放松下来。

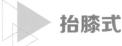

## 抬膝式

抬膝式能很好地收缩因为分娩而过度拉伸的盆底肌群，使其恢复强健的状态，新妈妈在产后练习此体式，还能使腹部得到轻柔的按摩，促进下肢的血液循环，帮助产后修身和复原。

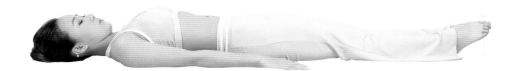

### Step1

仰卧于瑜伽垫上，双手自然平放于身体的两侧，掌心向下。

### Step2

将双膝并拢弯曲，慢慢地抬起，使大腿与地面垂直、小腿与地面平行，脚尖绷直，保持30秒。

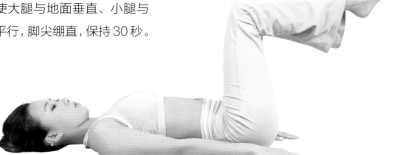

**练习小叮咛：** 在练习时颈部、肩部不要用力，要时刻保持腰部紧贴地面，不要上提。

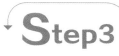

**Step3**

屈膝下落，脚尖点地，吸气时向内收会阴和肛门处的肌肉，保持均匀呼吸，脚跟落下。

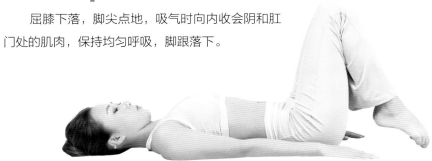

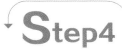

**Step4**

双手枕于后脑勺，抬起左腿弯曲，向胸部靠近，来回做6次，注意保持节奏感。

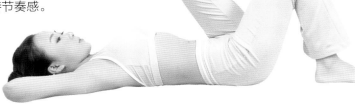

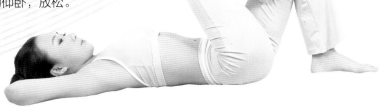

**Step5**

换右腿进行同样的练习，然后还原到开始的仰卧，放松。

# 肩桥式

肩桥式是一个比较温和的后弯体式，能够很好地活动和加强盆底肌，缓解骨盆的压力，加速弹性和韧度的恢复，还能加快腹部的血液循环，促进肠胃蠕动，缓解腹部胀气，改善消化功能。

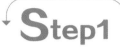

仰卧于瑜伽垫上，双腿并拢，两手臂自然放于身体两侧，双手掌心向下。

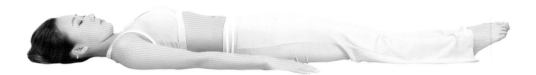

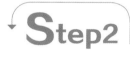

屈膝，将双脚脚后跟尽量靠近臀部，并将双手前伸，靠近双脚。

## Step3

深深地吸气，同时依次抬起上半身、臀部和大腿，将双手手掌下压，用双肩和双脚撑地，收紧臀部肌肉，保持数秒钟。

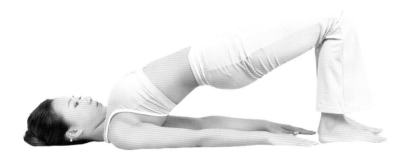

## Step4

呼气，将腰部和臀部慢慢下降，至贴地，然后慢慢伸直双腿，身体还原至初始姿势。

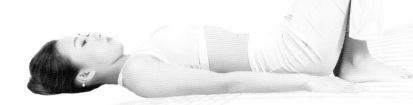

**练习小叮咛：** 在练习过程中，要始终保持双肩不离地、脚趾尖朝向正前，以加强大腿、腹部前侧肌肉群的拉伸。

# 伸展骨盆，为好身材打下良好基础

在分娩过程中，孕妈妈的骨盆会受到压迫，并产生扩张，肌肉和筋膜会因此过度伸展而使弹性降低，有些新妈妈的肌肉纤维甚至会断裂，由此造成的骨盆疼痛非常普遍。建议新妈妈在坐完月子之后尽快做些伸展骨盆的练习，为好身材打下良好基础。

## 重叠半蹲式

该动作能够增强下肢的力量，有效地调正骨盆。长期坚持做此练习还能通过收紧大腿肌肉，美化腿部线条，并帮助产后新妈妈美化臀部曲线，打造优美的 S 型身材。

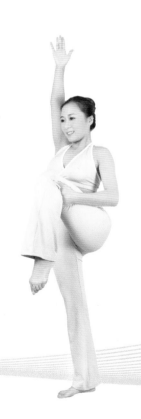

## Step1

站立在瑜伽垫上，上半身挺直，提起左膝，左手扶在左腘窝处，让膝盖尽量靠近胸部，右手臂向上伸直，贴近右耳，目视前方，保持 10 秒。

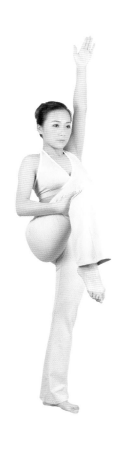

## Step2

将身体回到起始姿势，换另一边练习，保持 10 秒钟，再次回复到起始站姿。

## Step3

弯曲右膝，提起左膝，使左大腿与左小腿垂直，双手于胸前合十，身体保持平衡，坚持 10 秒钟。

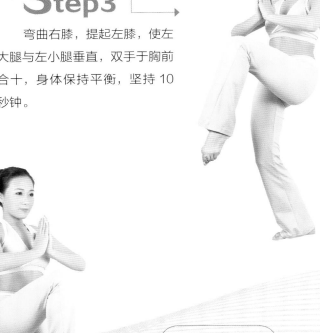

## Step4

将身体回到起始姿势，换另一边练习，然后还原，放松。

## 鸟王起飞式

鸟王起飞式是很好的矫正骨盆的体式，可以改善由于骨盆变形、外扩而引起的下半身肥胖，减少腿部囤积的脂肪，缓解骨盆疼痛，纠正骨盆歪斜和外扩现象。

## Step2

上半身保持直立，双手背后合掌，右小腿跨过左膝，将右脚脚背勾住左小腿肚，吸气，目视前方。

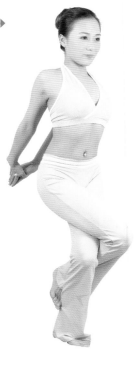

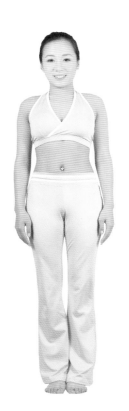

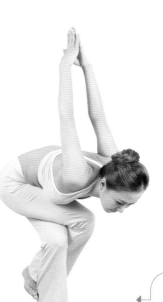

## Step1

采取瑜伽中的山式站姿，站立于瑜伽垫上。

## Step3

将上半身慢慢下沉，双手保持并拢，尽量向身体后方延展，做到伸展极限。保持 3 次呼吸后回到初始站姿。

# 吸腿式

吸腿式的练习能有效减轻骨盆的疼痛感，让新妈妈舒心，此外，还有助于增强身体平衡能力，帮助新妈妈更加集中注意力。

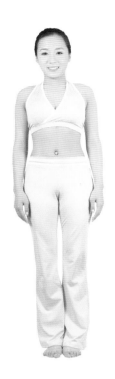

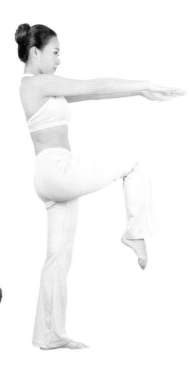

## Step1

采取瑜伽中的山式站姿，站立于瑜伽垫上。

## Step2

吸气，双手手臂向前伸直，掌心向下，左腿上抬至大腿与地面平行，小腿与地面垂直，脚尖绷直，保持腰背挺直，腹部内收，目视前方，保持 15 秒钟。

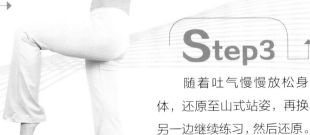

## Step3

随着吐气慢慢放松身体，还原至山式站姿，再换另一边继续练习，然后还原。

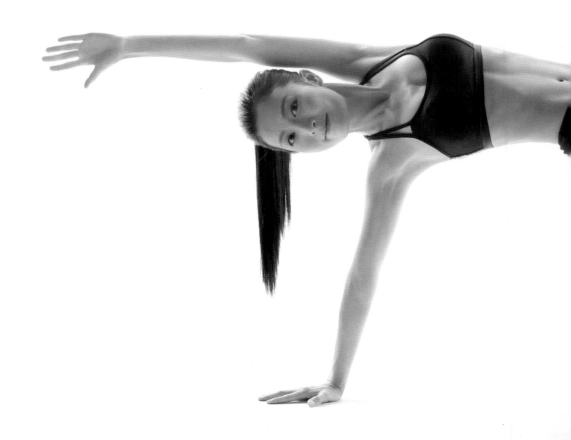

# CHAPTER 4
# 塑身瑜伽，
# 有曲线才是真的美

　　终于到了激动人心的时刻，妈妈们要接受信心、耐力和力量的极限挑战。能不能恢复到产前的身材，甚至比产前更具魅力，全都要看辣妈们在这个阶段的努力程度了。铲斗式瘦脸，天线式美颈，骆驼式美肩，云雀式细臂，这些有针对性的体式齐上阵，妈妈们在汗水中勉力坚持，时尚辣妈非你莫属！

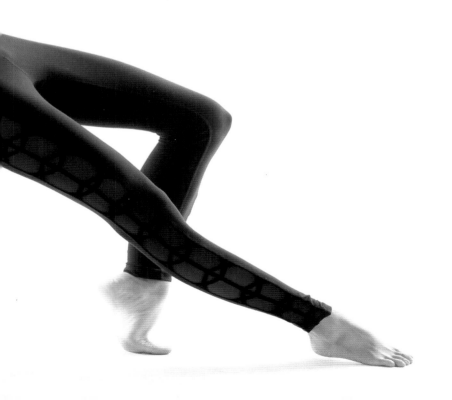

# 瘦全身，和"鲜活"脂肪说拜拜

新妈妈在怀孕期间和产后的坐月子时期，难免会进补大量食物或营养品，以供应胎宝宝的生长和哺乳需求，有时候一不小心，就堆积了好多"鲜活"的脂肪，产后如何快速瘦回原来的窈窕身姿呢？让塑身瑜伽来帮您，一起来练习下吧！

## 三角扭转式

三角扭转式是为数不多的、脊骨向双侧而不是向前或向后弯曲的瑜伽体式之一，它能让身体得到充分的侧弯，躯干和双腿充分伸展，从而增加全身的柔韧性和灵活性，紧致全身。

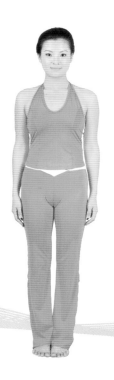

## Step1

站立在瑜伽垫上，双脚并拢，双臂自然垂放，掌心向内，腰背挺直，目视前方。

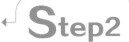

## Step2

双腿左右尽量分开，脚尖向前，略朝外展。吸气时双臂侧平举，与肩成一条直线，膝部绷直。

## Step4

吸气时缓慢起身，收回，恢复双臂侧平举，换另一个方向练习。

## Step3

左腿向左侧转90°，右腿向左侧转30°，呼气，自腰部向左侧弯曲上身，保持背部、臀部及肩部在一个平面内，右手臂放于左脚掌外侧，手掌贴地。左手臂向上伸直，眼睛看向左手指尖的方向。

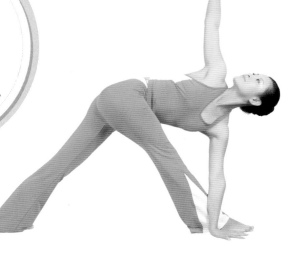

练习小叮咛：
该体式的练习重点是将自己的头部、颈部与脊柱保持在一条直线上，不要前倾或后倒，尤其是颈部，一定要有控制地伸展。

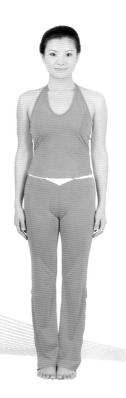

# Step5 ↱

呼气，双臂带动身体向右侧弯腰至极限，左手掌心贴地，脚尖右转，眼睛看向右手指尖的方向，身体保持在一个平面上。

# ↰ Step6

呼气，脚尖内外八字收回，双臂自然下垂，身体还原至初始站姿。

# 战士三式

战士三式是战士一式的后续体式，传达的是一种和谐、均衡与力量。这个体式能够充分锻炼到背部、腹部和腿部，使全身都得到舒展，还能够激发身体的活力，提高身体的敏捷度。

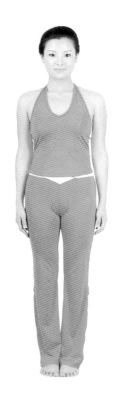

## Step1

采取基本站姿，双腿伸直并拢，双臂自然垂于体侧。

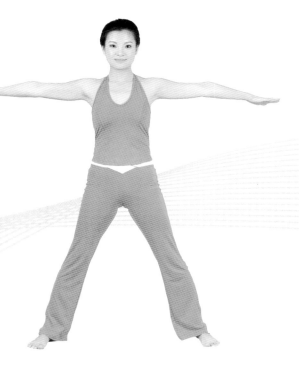

## Step2

双脚左右尽量分开，双臂向两侧打开成一条直线。

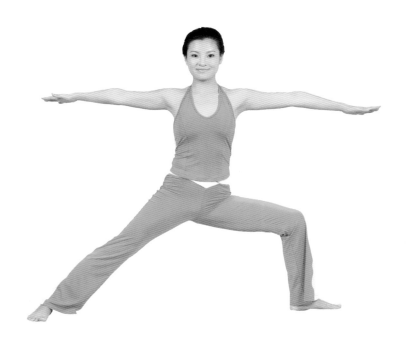

## Step3

左脚向左侧转 90°，
使左小腿与地面垂直，左大
腿与左小腿垂直，双臂向左
右两侧延伸。自然呼吸，保
持数秒钟。

## Step4

呼气，上半身左转，双臂上
举过头顶，双手合十，目视前方，
保持数秒钟。

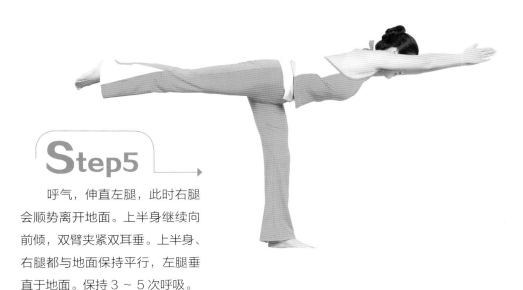

# Step5

呼气，伸直左腿，此时右腿
会顺势离开地面。上半身继续向
前倾，双臂夹紧双耳垂。上半身、
右腿都与地面保持平行，左腿垂
直于地面。保持 3 ~ 5 次呼吸。

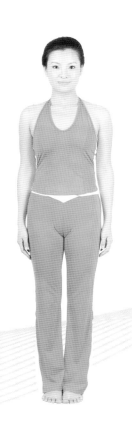

# Step6

呼气，身体回正，两臂下垂，
双脚并拢，还原至初始站姿。换
方向继续练习。

练习小叮咛：
战士三式是一个难度较大的体
式，初学者要根据自身条件完成，
不可勉强。

## 摩天式

摩天式是一个非常有利于脊柱健康的瑜伽体式，对于久坐的产后新妈妈而言，多做此体式能塑造全身的肌肉线条，还可以有效锻炼手臂力量，消除久坐疲劳。

## Step1

站立于瑜伽垫上，腰背挺直，双腿分开与肩同宽，双手十指交叉，双臂上举，掌心朝上。

## Step2

吸气，踮起脚尖，身体尽量向上伸展，感受整个背部的延伸，保持数秒钟。

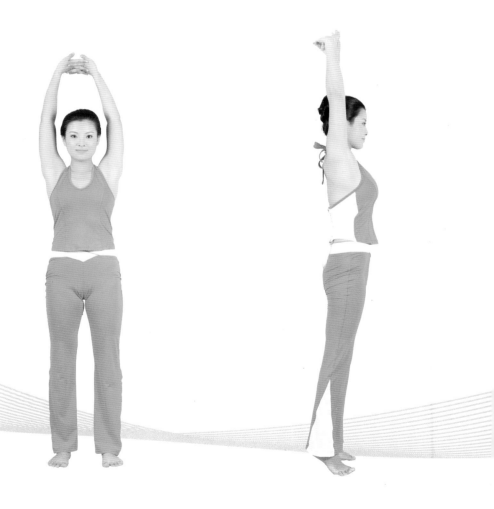

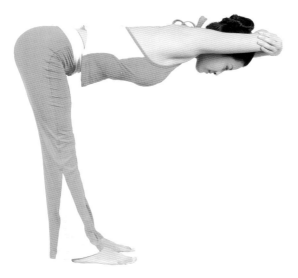

## Step3

呼气，脚跟落地，双臂带动上半身向前向下伸展，直至与地面平行，使整个身体成90°，保持数秒钟。

## Step4

吸气，抬头，双臂上举，再次抬起脚跟，身体向上伸展，保持数秒钟，身体还原至基本站姿。

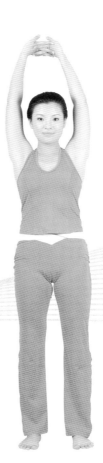

**练习小叮咛：**

上半身向前向下伸展时，背部不要习惯性弓起，要保持与地面平行，同时腹部要收紧核心力量，双腿膝盖伸直。

# 瘦脸，重塑立体小 V 脸

很多产后新妈妈经过月子期的调养，气色变好了不少，但是脸上却不可避免地堆积了脂肪和细纹，影响了美丽。如果能坚持做些刺激面部神经和血液循环的瑜伽，便可以在日积月累的练习中不知不觉减少细纹的滋生，重塑立体小 V 脸。

## 铲斗式

铲斗式能加快习练者头面部的血液循环，从而改善面部水肿、肌肉松弛等，可使面色红润、头脑清醒。此外，产后新妈妈练习铲斗式还有助于增强腹部器官的活力，增加消化液分泌。

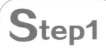

### Step1

站立在瑜伽垫上，双脚分开
与肩同宽，双臂自然垂于体侧。

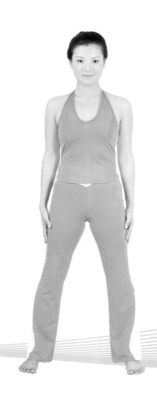

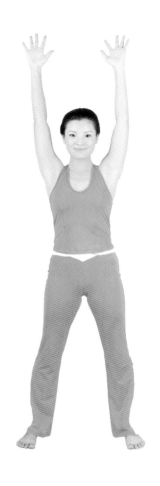

## Step2

吸气，双臂高举过头顶，肘部伸直，双手自手腕自然下垂。

练习小叮咛：

练习时颈部要保持放松，自然低垂，以免造成损伤。患有眩晕症或高血压的新妈妈，最好不要练习此动作，否则会加重病情，影响健康。

## Step3

呼气，上身向前弯曲，用双脚踩住双手掌的前部，保持数秒钟，身体还原至初始位置。

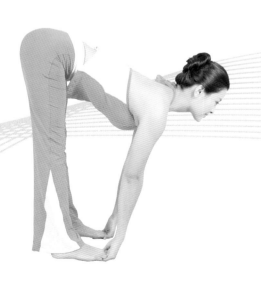

## 面部伸展式

面部伸展式能充分拉伸面部和颈部的肌肉，达到减少皱纹并防止皮肤松弛的效果，产后新妈妈没事在家可以经常练习。

**Step1**

以舒适的坐姿坐在瑜伽垫上，可以采用金刚坐、至善坐或者瑜伽的其他简易坐姿。

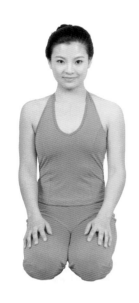

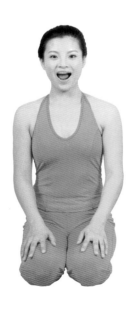

**Step2**

像咀嚼食物那样活动下颚，然后张大嘴巴到自己的极限，感觉眉毛、嘴唇、脸颊、下巴和脖子伸展到极限，保持 3 ~ 5 秒钟，然后放松，重复 5 次。

**练习小叮咛：** 在练习的过程中，要尽量张大嘴巴，感觉脸部肌肉紧绷，效果会更好。

# ▶ 面部紧缩式

面部紧缩式与面部伸展式相反，是增加皮肤弹性的瑜伽体式，能通过缩紧面部的五官促进面部的血液循环，使产后肌肤吹弹可破。

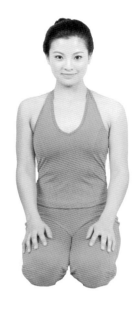

## Step1

以舒适的坐姿坐在瑜伽垫上，可以采用金刚坐、至善坐或者瑜伽的其他简易坐姿。

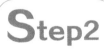

## Step2

以鼻尖为中心，五官和下巴向中心部位缩紧，保持 3 ～ 5 秒钟，然后放松，重复 5 次。

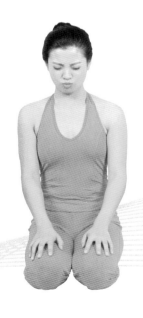

练习小叮咛：在练习的过程中，要尽量缩紧五官。坚持练习，才会有好的效果。

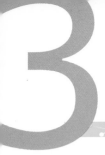

# 美颈，产后"颈"色依旧美

除了面部，颈部也是女性展现在外的重要部位，产后适度练习颈部瑜伽可以充分地拉伸颈部、消除脖颈和肩膀的僵硬，有效放松颈肩肌肉，想要重塑天鹅般的美颈，快来习练颈部特效瑜伽吧！

 **简易脊柱扭转式**

瑜伽自然疗法中 80% 的动作都是围绕脊椎来进行的，简易脊柱扭转式能在最大范围内活动颈椎、脊椎和背部肌肉群，对人体健康有益，常练习该体式对于塑造美颈也大有裨益。

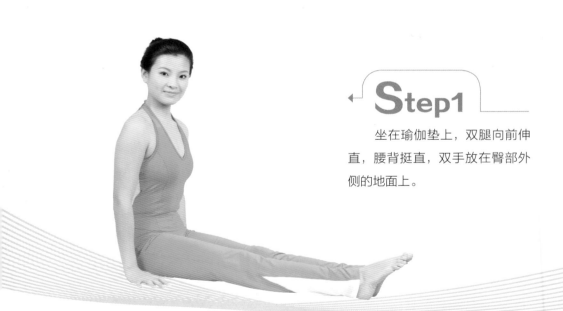

## Step1

坐在瑜伽垫上，双腿向前伸直，腰背挺直，双手放在臀部外侧的地面上。

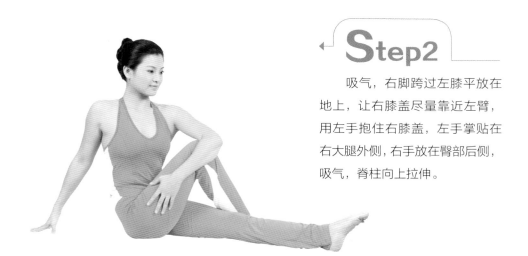

# Step2

吸气，右脚跨过左膝平放在地上，让右膝盖尽量靠近左臂，用左手抱住右膝盖，左手掌贴在右大腿外侧，右手放在臀部后侧，吸气，脊柱向上拉伸。

# Step3

呼气，身体向右后侧扭转，右肩顺势向后打开，头转向右后侧，保持3次呼吸，换另一边练习。

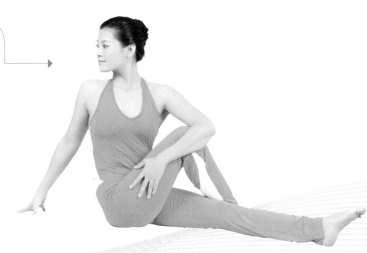

**练习小叮咛：**在练习的过程中，重心放在手部和脚部。由脊椎的底端开始扭转时，注意腹部肌肉的伸展，尽量随着呼吸的深入加大扭转的深度。

## 颈部瑜伽

颈部瑜伽可以充分地拉伸颈部，减少颈部皱纹，消除脖颈和肩膀的僵硬，有效放松颈肩肌肉。

**Step1**

以舒适的坐姿坐好。

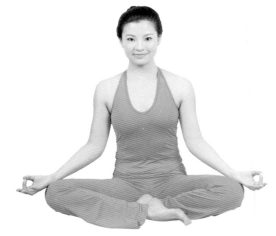

**Step2**

吸气，抬起左手，从头上方环抱右耳。

**Step3**

呼气，头向左偏，手用力下压，使左耳靠左肩。再吸气，头回正，重复练习5次。

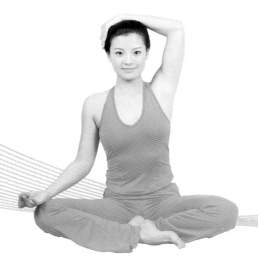

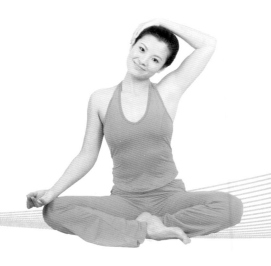

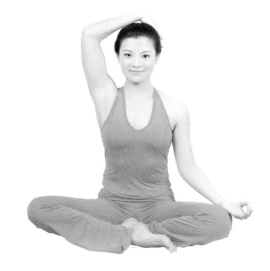

## Step4

吸气，抬起右手，从头上方
环抱左耳。

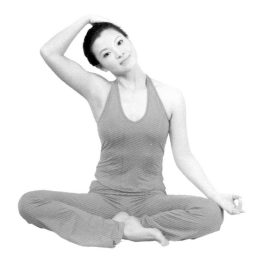

## Step5

呼气，头向右偏，手用力下压，
使右耳靠右肩。再吸气，头回正，
重复练习 5 次。

**练习小叮咛：** 在练习过程中，动作要缓慢而轻柔，不要让颈部肌肉因过于
用力而产生疲劳甚至拉伤。

## 天线式

天线式主要是通过让颈部前后拉伸放松并舒展颈部，从而预防和消除颈部细纹，让颈部更加细嫩、光滑、修长。

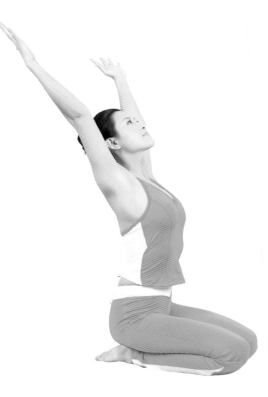

## Step1

跪坐在瑜伽垫上，腰背挺直，双手于胸前合十。

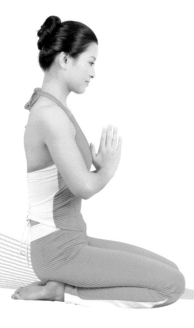

## Step2

吸气，将双手臂尽量向上伸展，双臂夹耳，呼气，放松双手力量，手臂张开与肩同宽，双眼看向上方，意识集中在双手指尖上。

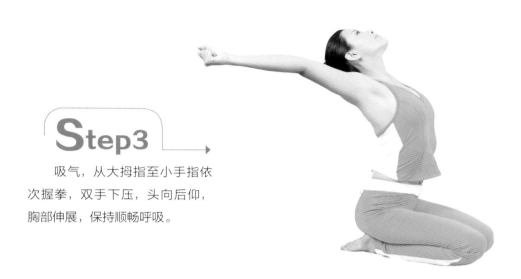

# Step3

吸气，从大拇指至小手指依次握拳，双手下压，头向后仰，胸部伸展，保持顺畅呼吸。

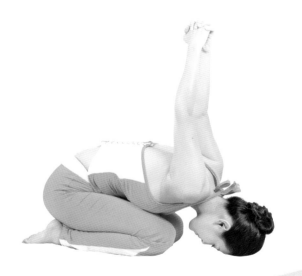

# Step4

呼气，双手在背部交叉，身体往前下压，双臂向上举高，额头着地，下颚放置在双膝之前，腰背保持挺直。吸气，身体抬高，双臂松开举高，放松身体，还原至起始的姿势。

**练习小叮咛：** 练习时将意识集中于颈部，想象大自然的元气从指间吸收到身体，并在体内循环，滋润全身各个器官。

# 美肩，没有赘肉更光滑

拥有一款迷人的美肩相信是很多爱美女性的追求，产后新妈妈恢复好身材同样离不开对肩部的塑造，以下介绍两个简易的针对美肩的瑜伽体式，只要坚持习练，就可以消除肩部的赘肉，让双肩更加光滑、美丽。

## 骆驼式

该体式是模仿骆驼而来，故名骆驼式。它是矫正高低肩的主要瑜伽体式之一，不仅能够灵活肩关节，矫正不良体态，还能强有力地拉伸和柔韧脊柱，调节脊柱神经。

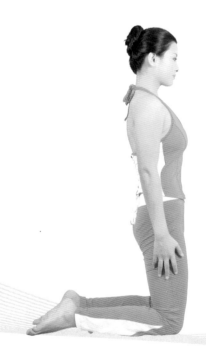

# Step1

跪立在瑜伽垫上，双腿分开与肩同宽，大小腿垂直，吸气，腰背挺直。

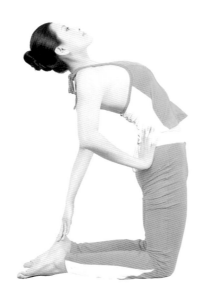

## Step2

呼气，上身慢慢后仰，左手指尖先触碰左脚脚后跟，并使颈部放松，头部后仰。

## Step3

慢慢将两只手抓住同侧的脚，放松头部，髋部、脊柱向前推出，尽量让大腿与地面保持垂直，保持自然呼吸数秒钟。慢慢将身体还原至初始姿势，放松。

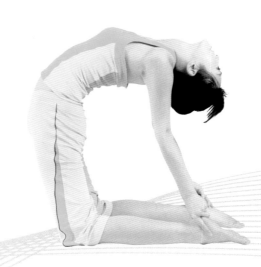

练习小叮咛：在练习的过程中，始终保持胸腔的向上及推髋向前，让腹部前侧、骨盆前侧的肌肉群得到充分的伸展和锻炼，效果会更好。

## 手臂拉伸式

手臂拉伸式能够锻炼平时不容易活动到的手臂后侧方肌肉，还能够牵拉肩膀、舒展双肩，有效减轻肩颈酸痛和身体疲劳，美化肩部线条。

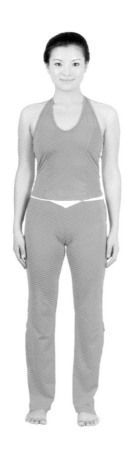

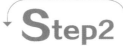

**Step2**

呼气，将左臂贴紧在肩前，尽量向右后方拉伸，右臂弯曲放于左手肘处加以固定。

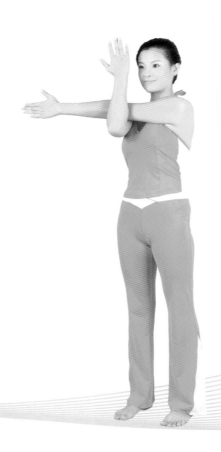

**Step1**

站立在瑜伽垫上，双腿稍微打开，腰背挺直，目视前方，双臂自然垂放于体侧，掌心向内。

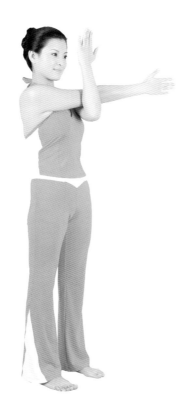

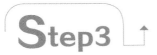

# Step4

吸气，放松，双臂带动身体
还原至基本站姿。

# Step3

身体还原，将双手臂换方向
进行重复的练习。

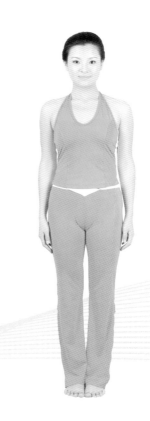

**练习小叮咛：** 在练习的过程中，始终保持脊柱的直立，并将意识放在双肩上，坚持练习，直至手臂感到酸胀为止，效果更显著。

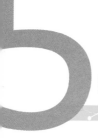

# 细臂，雕塑纤美玉臂

手臂是产后新妈妈活动比较多的一个身体部位，抱宝宝、喂奶等，都需要有力的臂力支撑，但这些活动大多只会伸展到手臂的前面或者侧面，手臂后侧往往难以得到有效的锻炼，容易堆积脂肪，平时多做一些细臂的瑜伽体式，能帮助雕塑玉臂，不再害怕无袖装。

## 云雀式

练习云雀式时身体向前弯曲、双臂向后伸展，宛如一只正在飞翔的云雀，因此而得名。云雀式能够充分地拉伸手臂肌肉，消除大臂多余的脂肪，是雕塑细臂的常见体式。

## Step1

坐在瑜伽垫上，双膝分开，将其中一只膝盖弯曲，脚掌靠近同侧的臀部，另一只脚贴在大腿根部。

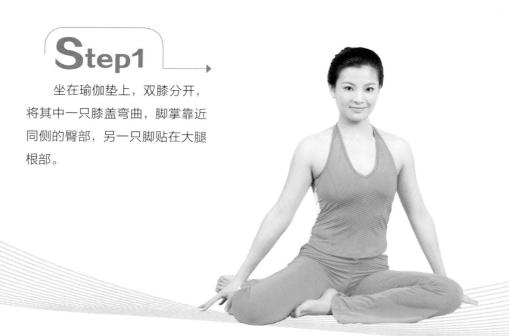

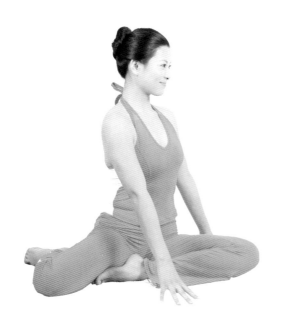

# Step2

吸气，上半身转向左膝方向，头、颈向上伸展，双手臂伸直，支撑在地面上。

**练习小叮咛：**

如果手臂力量不够的话，可以借助瑜伽带调节双手之间的距离。练习中身体尽量下压，让胸部贴近膝盖。

# Step3

呼气，身体向前弯曲，伸展双臂，掌心相对，胸部贴向左膝，保持 3~5 个呼吸，然后交换双腿练习。

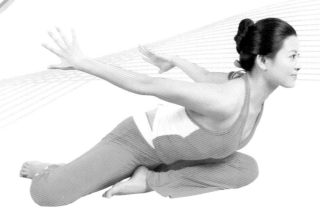

## 拉弓式

　　拉弓式也是一个锻炼双臂肌肉力量的瑜伽体式，能有效紧实双臂肌肉，纤细手臂，美化双臂线条，同时脊柱的下半部分也能得到很好的锻炼。

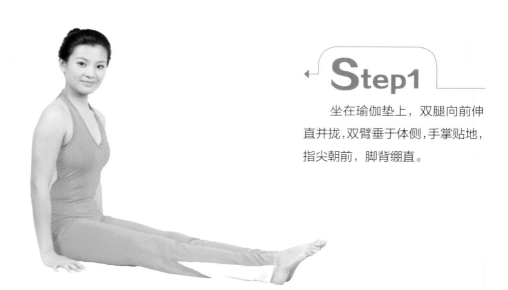

# Step1

　　坐在瑜伽垫上，双腿向前伸直并拢，双臂垂于体侧，手掌贴地，指尖朝前，脚背绷直。

# Step2

　　吸气，身体向前下压约45°，双手抓住双脚的脚趾。

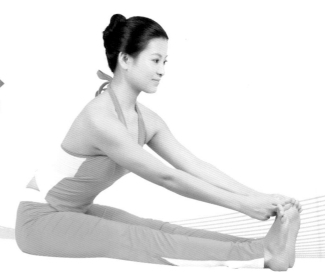

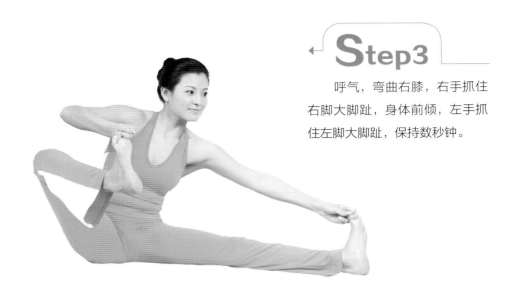

# Step3

呼气，弯曲右膝，右手抓住右脚大脚趾，身体前倾，左手抓住左脚大脚趾，保持数秒钟。

# Step4

以同样方式换另一侧进行练习，然后还原至起始姿势。

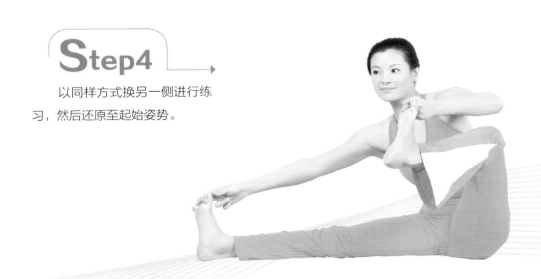

**练习小叮咛：** 在练习的过程中始终保持背部的挺直及双肩的放松，当逐渐适应动作后，可加大双腿打开的幅度，以增强髋关节的柔韧度。

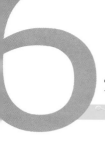

# 美胸，让胸部立体、饱满、充满弹性

产后的哺乳期一过，新妈妈往往会发现自己的乳房变得越来越小，甚至出现松弛、下垂等现象，这些不良的乳房形态势必会影响产后身材的美态，因此，为了曲线美，新妈妈有必要对乳房进行精心护理，必要时还可以借助一定的瑜伽锻炼使之恢复挺拔的姿态和弹性。

## 卧英雄式

该体式可以拉伸胸部两侧的肌肉，伸展腹部器官和骨盆区域，是一个非常适合产后新妈妈练习的瑜伽体式，另外，有腿部疼痛的人保持此式 10 ～ 15 分钟，可以有效地缓解疼痛。

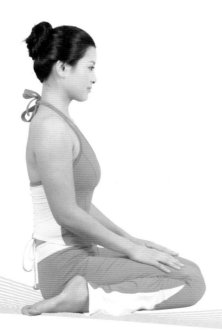

## Step1

跪坐在瑜伽垫上，吸气，臀部坐在两脚之间的地上，手臂自然放于大腿上。

呼气，身体向后，双臂手肘弯曲，大臂与地面保持垂直。

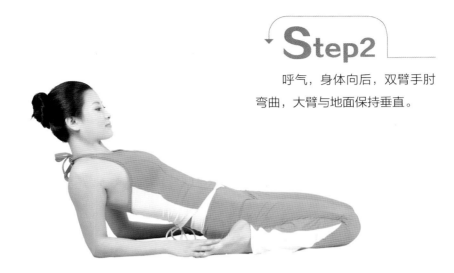

## Step3

逐步将后脑勺、背部放在地面上，将双臂伸展过头，弯曲双肘，双小臂在头顶上方交叠，保持自然呼吸数秒钟，将身体慢慢还原。

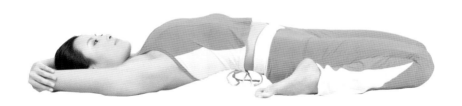

练习小叮咛：在躺下伸展时，背部和大腿会承受一定的拉力，新妈妈应视个人情况伸展，不要勉强自己。

# 战士一式

战士一式是常见的瑜伽体式，经常练习可以使胸部得到完全的扩展，有助于深度呼吸，增强肺活量；并能拉伸脊柱，纠正不良姿势；还有助于减少腹部、腰臀及腿部多余的脂肪。

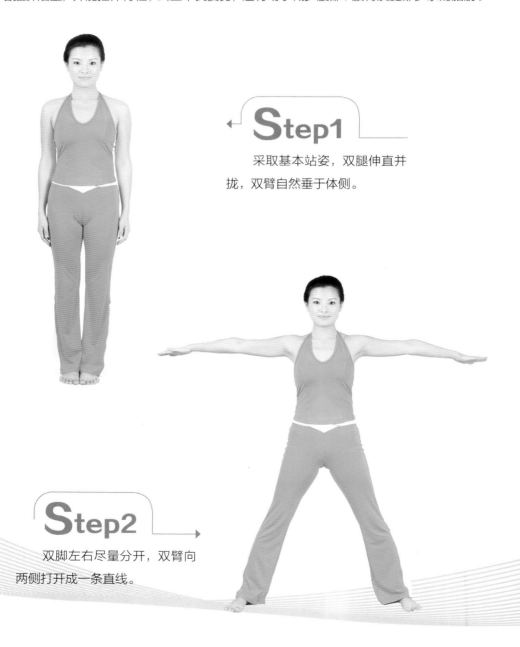

## Step1

采取基本站姿，双腿伸直并拢，双臂自然垂于体侧。

## Step2

双脚左右尽量分开，双臂向两侧打开成一条直线。

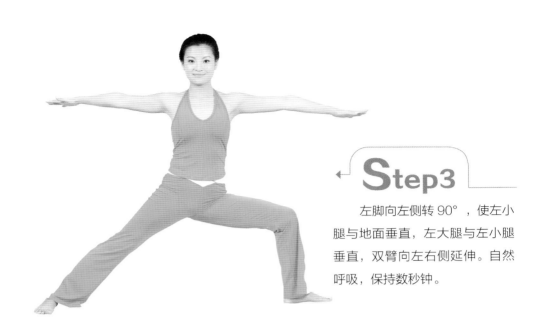

## Step3

左脚向左侧转 90°，使左小
腿与地面垂直，左大腿与左小腿
垂直，双臂向左右侧延伸。自然
呼吸，保持数秒钟。

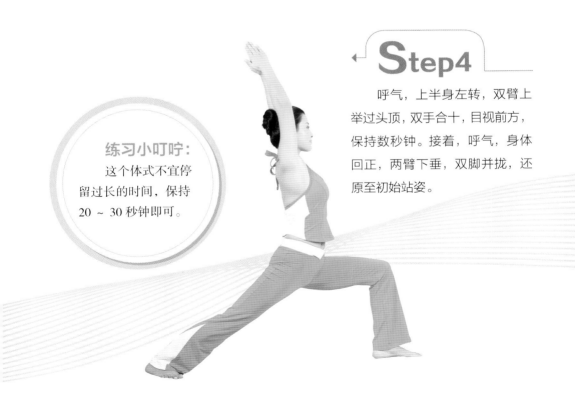

## Step4

呼气，上半身左转，双臂上
举过头顶，双手合十，目视前方，
保持数秒钟。接着，呼气，身体
回正，两臂下垂，双脚并拢，还
原至初始站姿。

**练习小叮咛：**
这个体式不宜停
留过长的时间，保持
20 ~ 30 秒钟即可。

## 坐山式

坐山式是瑜伽体式中矫正胸型比较有效的简易体式之一，其建立在莲花坐姿的基础上，产后新妈妈常练习坐山式能改善产后的胸部下垂等一系列不良体态。

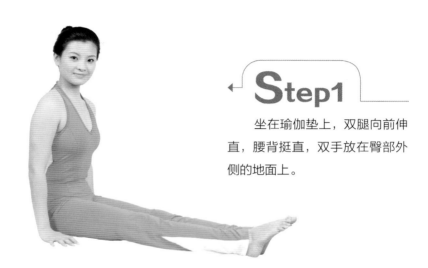

### Step1

坐在瑜伽垫上，双腿向前伸直，腰背挺直，双手放在臀部外侧的地面上。

### Step2

屈右膝，用手帮助，把右脚脚背搭放在左大腿根部，脚掌朝上。

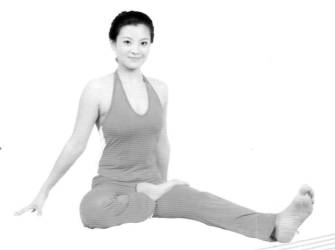

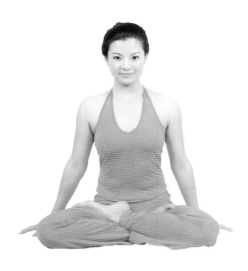

## Step4

吸气，十指相交，双臂高举过头顶，尽量向上伸展，掌心朝上。

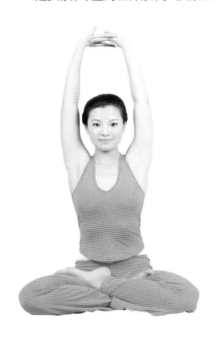

## Step3

用手帮助，把左脚放在右大腿上，呈莲花坐坐姿，然后双手还原。

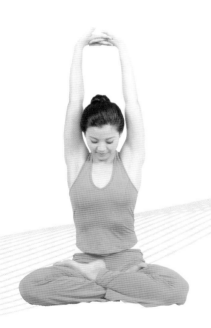

## Step5

呼气，低头，下巴触碰锁骨，背部挺直，保持片刻，还原初始姿势。

**练习小叮咛：**

此体式的练习重点是保持腰背部挺直，双膝尽可能向下触地，并保持平稳深长的呼吸。

# 美背，塑造优雅姿态

在怀孕十个月期间，孕妈妈可能会由于肚子的不断增大、身体重心的前移而不自觉地出现驼背等现象，甚至引起腰酸背痛，在产后，新妈妈应重点调整自己的脊柱，塑造优雅美背，那么习练产后美背的修身瑜伽是一个不错的选择。

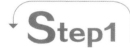

## 飞蝗虫式

飞蝗虫式就像一只趴在地上的蝗虫，因此而得名。该体式只有腹部着地，承受着整个身体的重量，脊柱得到了向后的伸展，因此有助于增强脊椎的弹性、滋养背部神经。

## Step1

俯卧在瑜伽垫上,下巴抵住地面,双腿伸直并拢,双手放于两侧,手掌贴地。

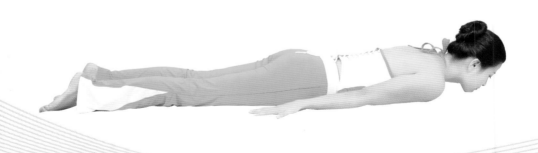

练习小叮咛：
　　腿部抬起来时要尽量
向上和向外拉伸，双臂也
要完全伸展开，全身收紧。

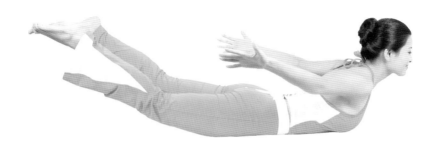

# Step2 ↑

　　吸气，双臂带动上半身尽量向
后方拉伸，抬头，尽量让胸部离地，
同时抬起腿部，让头部和腿部翘起，
保持数秒钟。

# Step3

　　呼气，放松，身体还原至初始
姿势。

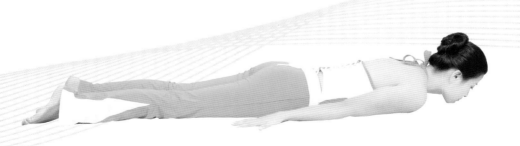

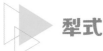

## 犁式

该动作完成后，身体看起来如同一副犁，因此而得名。练习犁式有许多好处，如拉伸背和舒缓背部肌肉、滋养面部和头皮、促进身体的新陈代谢等。

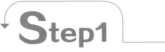

仰卧在瑜伽垫上，双腿伸直并拢，双手自然贴放于身体两侧，掌心贴地。

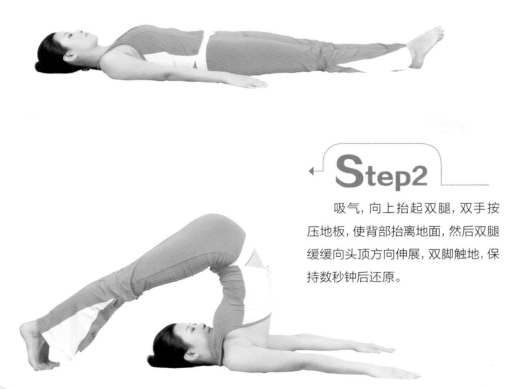

# Step2

吸气，向上抬起双腿，双手按压地板，使背部抬离地面，然后双腿缓缓向头顶方向伸展，双脚触地，保持数秒钟后还原。

> **练习小叮咛：** 患有高血压的新妈妈要在专业医生的指导下练习此式，患坐骨神经痛的人和处于生理期的新妈妈不要做此练习。

## 鸟王式

鸟王式完成后，形似一只霸气的鹰。这个体式不仅能够增强两肩的弹性、消除肩膀僵硬，而且有很好的美背效果。

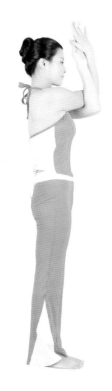

# Step2

弯曲双腿，将左小腿跨过右膝，左脚脚背勾住右腿小腿肚，吸气，目视前方，呼气，屈右膝，上身向前倾，腹部贴大腿，保持3次呼吸。

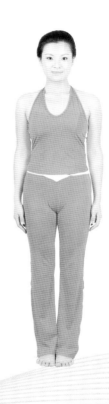

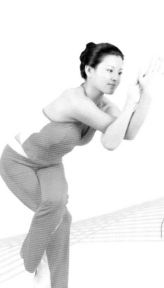

# Step1

采用山式站姿站在瑜伽垫上，左臂下右臂上，双臂相绕，双掌相对。

# Step3

身体还原至初始站姿，放松一会儿，再换另一条腿练习。

# 纤腰，打造美丽小"腰"精

在孕期，孕妈妈的腰腹部很容易积累赘肉，让整个人看起来都很臃肿，影响了美观。产后尽快做些有利于锻炼和舒展腰部肌肉的瑜伽练习，无疑是简单经济、效果好的身材恢复策略之一，纤腰，就从产后瑜伽开始吧！

## 三角伸展式

三角伸展式使身体和双腿形成三角形，不仅能让身体更加灵活，还能帮助修复脊柱和身体骨骼，其中，侧腰的动作能够拉伸腰腹部的肌肉，消除赘肉，打造杨柳细腰。

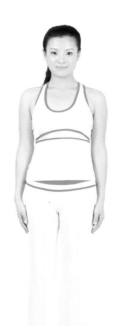

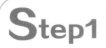

站立在瑜伽垫上，双脚并拢，双臂垂于体侧，掌心向内，腰背挺直，目视前方。

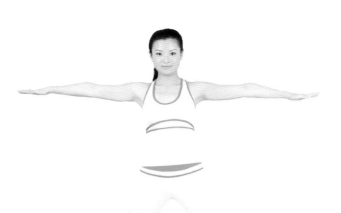

# Step2

双腿左右尽量分开，脚尖向前，略朝外展，吸气，双臂侧平举，与肩膀成一条直线。

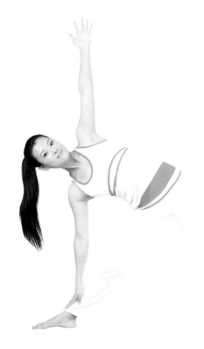

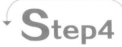

# Step4

吸气，起身，恢复双臂侧平举的姿势，放松一会儿。

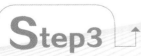

# Step3

呼气，双臂带动身体向右侧弯腰至极限，用右手触碰右脚脚踝，脚尖右转，目视前方，整个身体保持在一个平面上。

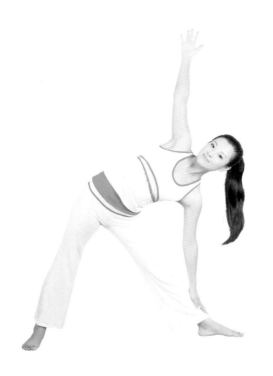

Step5

呼气,双臂带动身体向左侧
弯腰至极限,用左手触碰左脚脚
踝,脚尖左转,目视前方,整个身
体保持在一个平面上。

Step6

呼气,将双脚内外八字
收回,双臂自然下垂,身体还
原至初始站姿。

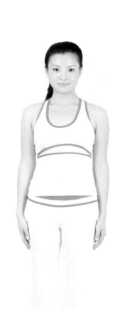

**练习小叮咛:**

　　身体向某侧弯曲时,要保持整个身
体在同一平面上,双臂始终垂直于地面,
并保持均匀呼吸,感受侧腰部的伸展。

## 鸽子式

鸽子式也称"侧鸽式"，因动作完成后形似一只鸽子而得名，该体式可以通过扭曲上身躯干来强化侧腰肌的力量，塑造优美的腰部线条。

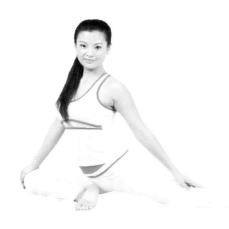

## Step1

坐在瑜伽垫上，将右脚脚后跟收至会阴，左腿向外侧打开，右臂搭放在右腿膝盖上,腰背挺直,目视前方。

## Step2

左手抓住左脚，使左脚跟靠近腰间，吸气，用左肘弯套住左脚，再伸出右手，使双手在胸前十指相扣。

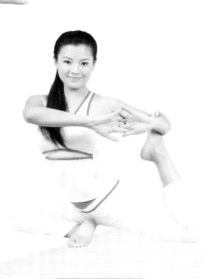

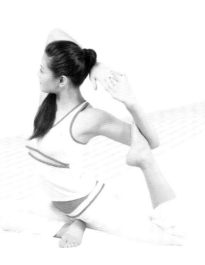

## Step3

呼气，右手绕至脑后，与左手相扣，胸腔前推，眼睛看向右上方，保持数秒后身体还原至初始姿势，再换另一侧练习。

## 眼镜蛇扭转式

　　眼镜蛇扭转式的练习能增强人脊椎的力量，并使胸部得到扩展，扭转时能最大限度地拉伸腰腹部肌肉，使附近肌肉群得到充分的锻炼和伸展。

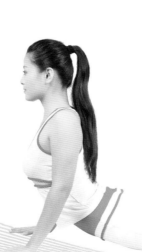

# Step1

　　俯卧在瑜伽垫上，双腿打开，双手手掌放在胸旁的地面上，双臂弯曲，使上臂与地面平行，头部向上微微抬起。

# Step2

　　吸气，用双臂的力量撑起上半身，腰背挺直，目视前方。

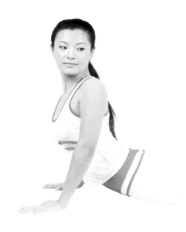

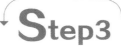

# Step3

呼气时头和上半身同时向左
后方扭转，眼睛看向脚后跟的方向，
注意手臂不要弯曲。

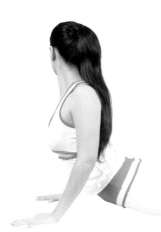

# Step4

吸气，身体回到正中位置，呼
气，换另一边练习，然后还原至初
始姿势。

**练习小叮咛：** 无论头部转向哪个方向，上半身也要向那方向略略转动，在
转的过程中，手臂尽量保持伸直。

# 瘦腹，塑造平坦小腹

在孕期，孕妈妈的腹壁肌肉会因为怀孕和生产的需要而被过度拉伸和伸展，这会大大降低腹部的肌肉弹性，使原本紧实的腹部肌肉变得非常松弛、难看，即使分娩结束了，依然是一个大肚婆。因此，在产后及时进行腹部锻炼，对于孕妈妈产后修身至关重要，不可忽视。

## ▶ 屈腿旋转式

屈腿旋转式能够活动到左右两侧的肌肉和关节，保持身体的平衡，增强血液循环，补养腹部脏器，两腿通过有节奏的活动，还能加强腿肌力量，使骨盆周围的肌肉得到放松。

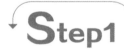

仰卧在瑜伽垫上，屈膝，两手向外打开，掌心贴地。

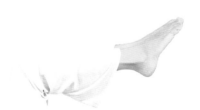

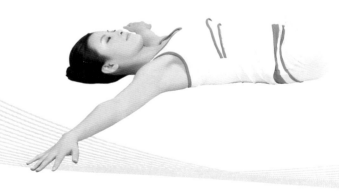

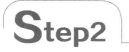

# Step2

吸气,在呼气的同时将两膝
向右侧倾倒,同时头转向左侧。

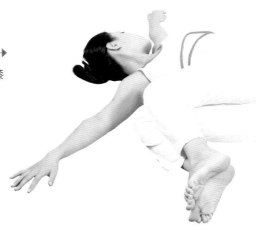

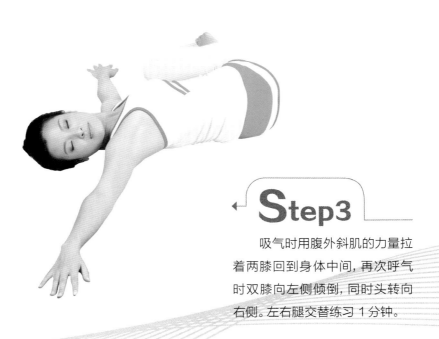

# Step3

吸气时用腹外斜肌的力量拉
着两膝回到身体中间,再次呼气
时双膝向左侧倾倒,同时头转向
右侧。左右腿交替练习1分钟。

**练习小叮咛:** 身体倾倒时要时刻保持双腿并拢,双肩不能离开地面,腰部
的扭转根据个人的情况,不要强迫自己。随着呼吸的深入和动作的加强感受髋关节、
骨盆及臀部的肌肉被连带着运动。

## 磨豆功

该体式源于古印度妇女研磨豆子时的灵感，能增强体能，并借着手的劳作，将心意集中，从而充分按摩腹部器官，锻炼腹肌，滋养肾脏，帮助更快速地塑造出流畅的腰、腹部曲线。

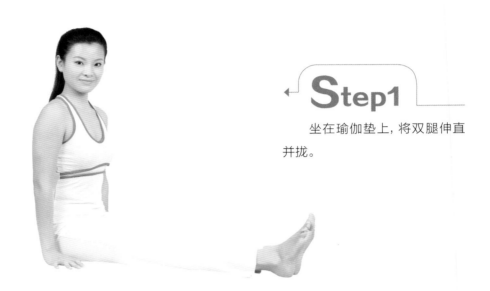

## Step1

坐在瑜伽垫上，将双腿伸直并拢。

## Step2

吸气，双手握拳，双臂前伸且平行于地面，呼气，保持双臂平行，上半身尽量向前倾。

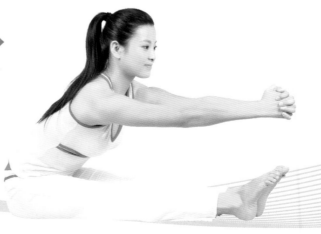

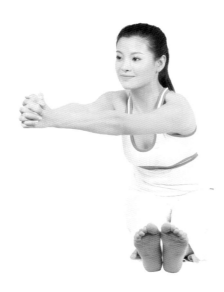

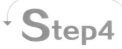

# Step4

双臂带动身体绕圈，直至身体还原正中位置，保持双臂与地面平行，呼气，身体向左倾。

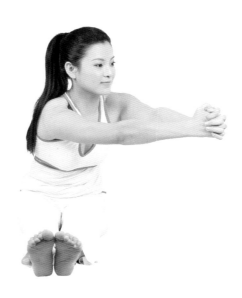

# Step3

吸气，双臂带动躯干向右转，身体随之向右倾。

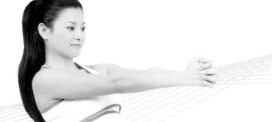

# Step5

吸气，双臂带动躯干向后绕圈，身体随之向后倾，重复绕圈3～5圈后，双臂带动身体回正，呼气，身体还原。

## 腹部紧缩式

产后新妈妈多数都会在腹部形成妊娠纹，腹部紧缩式是一个消除妊娠纹的良好体式，拉伸强度较大，经常练习不仅能消除腹部妊娠纹、去除腹部堆积的脂肪，同时有助于消除背部肌肉紧张。

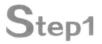

仰卧在瑜伽垫上，双手自然放于体侧，掌心贴地。

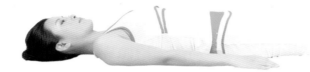

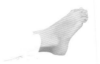

双腿并拢伸直，吸气，脚尖勾起，脚跟紧贴地面。呼气，头部向上抬起，双手握拳，肩膀离地，脚尖回勾，下背部和双腿紧贴地面。

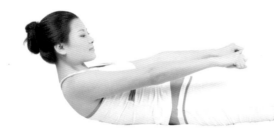

进行 6 次呼吸，然后回到原始卧姿，放松。

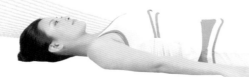

## 船式

船式因完成后的动作如同一条船而得名，它是一个强化神经系统的姿势，也是锻炼腹部核心力量的首选瑜伽体式。

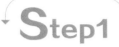

仰卧于瑜伽垫上，双腿并拢伸直，双臂放在头部两侧，掌心向上。

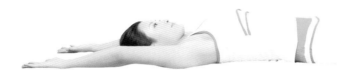

## Step2

吸气，用腹部力量带动头部、上身、双臂同时抬起，双臂向前伸展，掌心相对，双腿伸直，并拢上提，与地面成45°，保持数秒钟，呼气，回到仰卧的姿势。

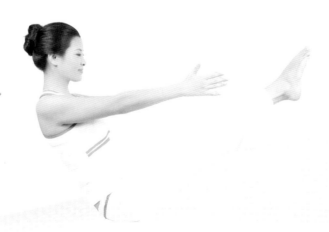

**练习小叮咛：** 船式练习过程中要注意维持身体的平衡，可以将眼睛固定于某一点，更有助于集中注意力；如果无法伸直双腿，可以借助瑜伽带。

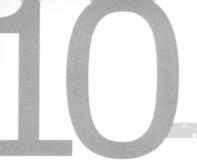

# 提臀，塑造性感小翘臀

女性的臀部是影响外表的重要器官之一，而生产会让新妈妈的臀部变大、变扁，要想在产后尽快恢复翘臀，除了注意饮食调养之外，还应借助合理的运动消除多余的脂肪，改善身体的曲线，做时尚辣妈，从练习提臀运动开始吧！

 ## 坐角扭转式

坐角扭转式是通过手臂带动身体扭转来完成的，能强健胯部，收紧臀肌，帮助塑造流畅、挺翘的臀部曲线，还能使腹部器官得到很好的挤压和按摩，产后可以经常练习。

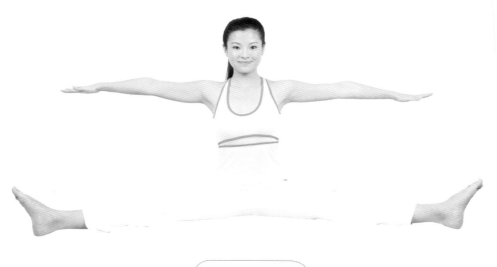

# Step1 ↰

坐在瑜伽垫上，两腿伸直，大大分开，腰背挺直，吸气，两臂打开侧平举且与地面平行。

# Step2

呼气, 将上身转向左方, 右手握住左脚脚背, 左臂放在另一侧, 同时胸部尽量贴近大腿, 将头转向左后方。

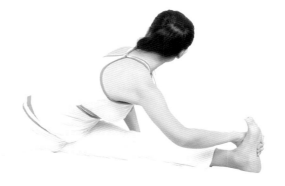

# Step3

目光看向左后方保持一段时间, 身体还原正中位置, 双手轻搭在膝盖上, 休息片刻, 换另一边练习。

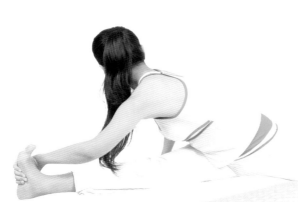

练习小叮咛: 没有瑜伽基础的新妈妈练习时, 开始会感觉比较困难, 保持不了多长时间, 这是很正常的, 只要坚持做到自己最大的限度就可以了。

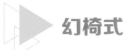

## 幻椅式

幻椅式让身体形成"之"字形,如同幻想自己坐在一把椅子上,该体式对于强健双腿、平衡稳定体态十分有益,还能修正腿形,防止臀部下垂。

## Step1

站在瑜伽垫上,双手合十,大拇指相扣,吸气,双臂向上夹紧双耳,腰背挺直,目视前方。

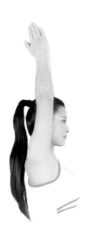

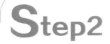

## Step2

呼气,屈膝,放低躯干,保持自然呼吸30秒钟,身体慢慢还原至初始站姿。

### 练习小叮咛:
在屈膝时要注意膝盖不能超过自己的脚尖,以免膝盖受到损伤。

## 全蝗虫式

全蝗虫式能充分锻炼臀大肌,打造结实的臀部肌肉,有效提高臀围线,防止臀部下垂,经常练习还能缓解轻微的坐骨神经痛。

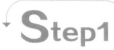

俯卧在瑜伽垫上,下巴点地,双臂放于体侧,双手置于小腹下,并用掌心贴小腹。

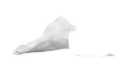

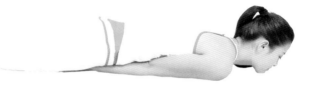

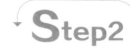

吸气,臀部用力夹紧,双腿并拢,并尽可能地向上抬高,保持数秒钟。

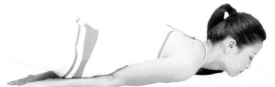

呼气,双腿轻轻放回地面,掌心贴地,身体放松。

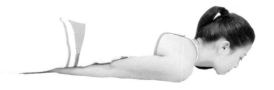

# 11

# 美腿，修炼纤长玉腿

和臀部一样，腿部也是影响女性外表的重要因素之一。以下为产后新妈妈精心编排的瑜伽体式能助你美化腿部线条，改善大腿和小腿的不良体态，美化双腿，练就笔直修长的美腿，再现产前诱人腿型！

## ▶ 战士二式

战士二式是瑜伽中的基本体式之一，反映了战士强有力的冲劲，强调注意力、勇气和力量，能帮助美腿，为以后练习各种站立姿势以及后仰、倒立体式打下基础。

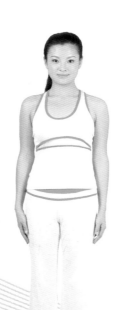

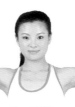

## Step1

采取瑜伽中的基本站姿站在瑜伽垫上，双腿并拢，双臂自然垂于体侧。

## Step2

双脚尽量打开，双臂向两侧打开成一条直线。

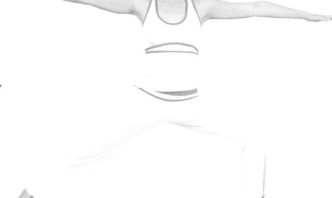

# Step3

左脚向左侧转 90°，使左小腿与地面垂直，左大腿与左小腿垂直，双臂向左右两侧无限延伸。

练习小叮咛：

不要把腿分得太开，膝盖弯曲的幅度不能过大，那样会增加大腿外侧肌肉的负担，甚至可能造成扭伤。

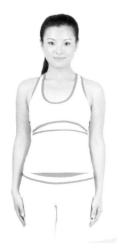

# Step4

双臂自然下垂，掌心轻贴大腿两侧，身体还原至初始的站姿。

## 双腿背部伸展式

双腿背部伸展式是一个很好的放松姿势，要求保持弯身的姿势，集中注意力感觉背部和腿部的拉伸，能加强双腿力量，紧致双腿的肌肉，去除赘肉。

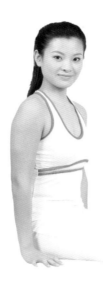

# Step1

坐在瑜伽垫上，腰背挺直，双腿伸直并拢。

# Step2

双臂向前伸直，头部上仰，身体向下，双手分别抓住两脚的大脚趾。

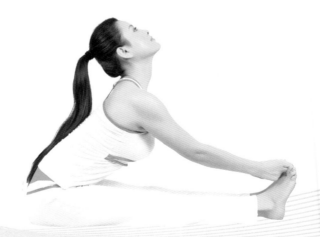

# Step3

保持背部伸直，随着呼吸的深入，身体继续向下，手肘弯曲，脚尖回勾。

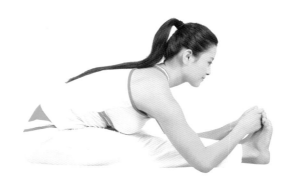

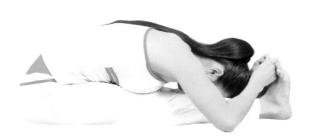

# Step4

呼气，身体向下直到额头触到两小腿之间，腹部贴近大腿，保持 5～10 次呼吸。

**练习小叮咛：**

用手去抓大脚趾时应保持肩膀放松，避免耸肩，也可以借助瑜伽垫的辅助，垫高臀部。

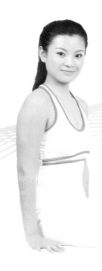

# Step5

吸气，身体直立，手掌沿着腿部慢慢收回，回复到起始坐姿。

## 仰卧扭转式

人的脊柱可以在一定范围内向不同的方向扭曲，仰卧扭转式正是利用脊柱的扭转起到矫正脊椎、髋部、肩部不平和扭曲的作用，还能有效地美化腿部线条，纠正长短腿，使双腿匀称、修长。

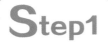

仰卧在瑜伽垫上，双腿伸直并拢，双臂放在身体两侧，自然贴地。

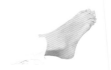

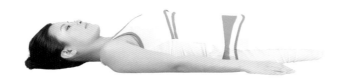

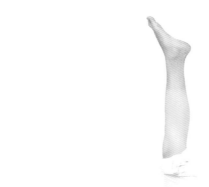

# Step2

吸气，双臂打开，与双肩成一条直线，掌心贴地，抬高左腿，与地面保持垂直。

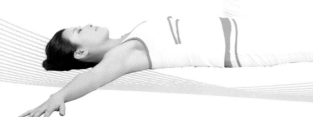

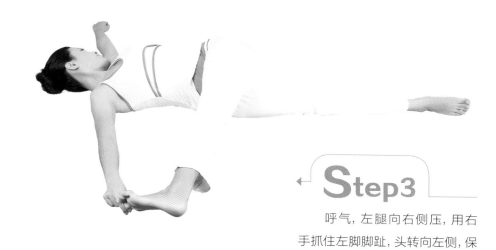

## Step3

呼气，左腿向右侧压，用右
手抓住左脚脚趾，头转向左侧，保
持数秒钟。

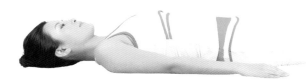

## Step4

吸气,身体回复至初始姿势,
然后换另一条腿继续练习。

练习小叮咛：此体式在练习过程中，要注意将双腿绷直，膝盖不要弯曲，
双肩不要离开地面，背部不要弓起，以免影响锻炼效果。

## 勾脚运动

勾脚运动可以强力伸展小腿肚，灵活踝关节，美化小腿曲线，促进下半身血液循环，预防腿肚抽筋。同时，还能锻炼产后松弛的腹部肌肉，防止脂肪堆积于腹部。

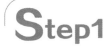

平躺，身体放松做深呼吸。吸气，手掌贴地，双腿并拢伸直慢慢抬起，直至抬高与身体成90°，膝盖保持伸直。

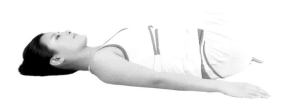

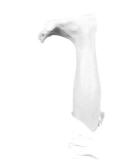

### Step2

吐气，脚尖勾回，停留5秒钟。

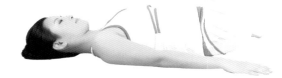

## Step3

吸气，脚尖伸直，吐气，停留
5秒钟。

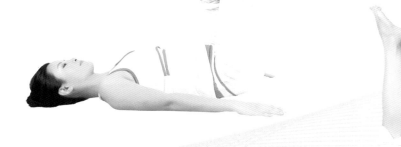

## Step4

双腿在空中交叉，双眼看向
脚尖的方向，停留5秒钟。

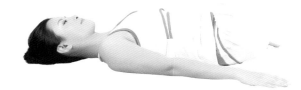

## Step5

换方向练习，重复练习6次。

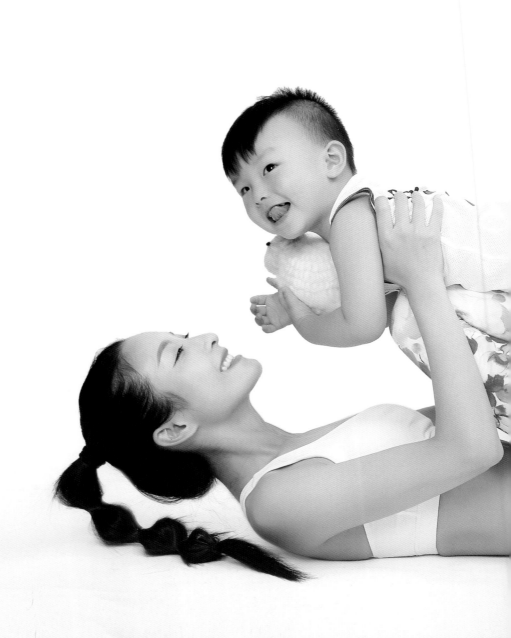

# CHAPTER 5
# 亲子瑜伽，
# 妈咪塑身宝贝快乐

　　都说宝贝是妈妈的心头肉，妈妈一刻不见了宝贝都会心神不安。既然如此，妈咪何不带着宝贝一起练习亲子瑜伽呢？不仅可以让妈妈们重塑美丽身形，还能加强宝宝身体的灵活性，改善宝宝的血液循环，促进脑发育，让宝宝健康快乐地成长；同时让宝贝在和妈妈一起运动的过程中，肌肤接触、目光交流，培养良好的亲子关系。如此一举多得的事情，妈妈们就快点带着自己的宝贝们做起来吧！

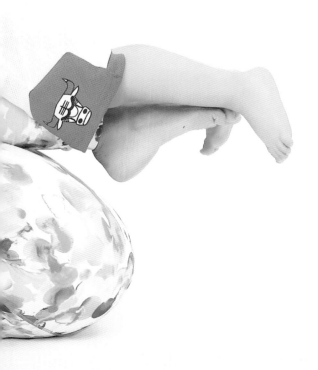

# 熟悉亲子瑜伽的基础知识

亲子瑜伽是近年来流行的一种时尚母子瑜伽，非常适合大人和孩子一起练习。在舒缓轻柔的音乐声和轻松愉快的氛围中，和孩子一起练习瑜伽，可以增进母子感情，培养孩子良好的习惯和性格，塑造妈咪优雅体态。

## 亲子瑜伽的好处

真希望可以在减肥的同时又能照顾到小孩——这是很多妈妈生完小孩后的心声。其实，妈妈们可以带着孩子做瑜伽，这样瘦身育儿两不误。

### 对妈妈

● 有助于产后恢复，修身塑形，打造优雅体态，提升女人魅力。

● 亲身体验和挖掘自己和孩子的潜在能力，从一起修习瑜伽的过程中培养亲情与默契，培养良好的亲子关系。

### 对宝宝

● 改善宝宝的血液循环，促进宝宝触感、肌肉、神经和大脑的发育，提升宝宝身体免疫力，让宝宝健康快乐地成长。

● 增强宝宝身体的灵活性和柔软性，提升宝宝的运动能力和身体协调能力。

● 纠正宝宝日常因错误坐姿、睡姿、行姿、书写等造成的脊椎侧弯、腿部变形等问题。

● 增强宝宝自我意识，培养宝宝的专注力，帮助宝宝养成良好的性格和习惯，让宝宝身心得到全面发展。

● 对宝宝易出现的肥胖、慢性支气管炎、过敏、流行性感冒等有很好的防治和调理作用。

## 练习亲子瑜伽的时间

练习瑜伽运动的必要条件是小朋友的颈部必须完成发育，否则进行这种活动可能会伤到宝宝。所以，宝宝要至少达到半岁或1岁左右才可以练习亲子瑜伽。当然，如果半岁以下的宝宝颈部已经发育完全的话，妈妈也可以试着带宝宝开始练习亲子瑜伽。而 8 岁以前，是宝宝生长发育和塑造宝宝性格的关键时期，也是父母与孩子之间培养默契的时间。所以，练习亲子瑜伽的时间最好在孩子半岁到 8 岁之间。

在此基础上，我们可以将亲子瑜伽的练习分为 3 个阶段：

### 第一阶段，婴儿时期的亲子瑜伽

适合半岁到 1 岁半的宝宝。这段时期的亲子瑜伽练习主要用于母亲的产后恢复，而且要活动孩子的所有感官，让孩子的身心可以从这种全方位的刺激活动中得到有益的锻炼。适合这一时期孩子的亲子瑜伽动作主要有按摩、腿部的交叉运动、上下运动的安全抱姿、螺旋式的抱起动作、四肢的转动和伸展运动等。

在练习过程中，妈妈要时刻和孩子进行眼神的交流，多和孩子说说话，并关注孩子的反应，不要勉强孩子做动作，而且瑜伽动作要做得非常柔和，因为孩子的这个阶段脊柱很容易弯曲，任何动作他们都需要像在摇篮里一样放松的支撑。婴儿期的瑜伽练习每次最好不要超过 10~15 分钟。

### 第二阶段，幼儿时期的亲子瑜伽

适合 1 ~ 3 岁的宝宝。这个时期的宝宝大多已经能够独自行走，并且能初步理解周围的事物，此时的亲子瑜伽练习应主要在于引导和训练孩子身体的运动能力。父母可以利用实物或者玩具来激发孩子的兴趣。适合这一时期的亲子瑜伽动作除了将婴儿时期的一些亲子瑜伽动作稍稍加大强度和力度之外，还可以增加一些简单的平衡动作、下蹲动作、抬腿及举手的伸展运动等。

### 第三阶段，儿童时期的亲子瑜伽

适合 3 ~ 8 岁的儿童。这一时期的孩子，爱玩爱闹、想象力丰富、有创造性、有表现力、精力旺盛，他们勇敢、好奇并且天真、真诚，他们天性积极，动作敏捷迅速，喜欢变化和新奇的事物。这段时期的亲子瑜伽练习可以模仿游戏的方式，让亲子瑜伽成为父母和孩子共同参与的游戏，通过一定的角色扮演和故事情节让父母和孩子来完成一个共同的任务，从而达到练习亲子瑜伽的目的。

# 和宝宝一起练亲子瑜伽

了解了亲子瑜伽的诸多益处和注意事项后，现在妈妈就可以和宝宝一起开始练习瑜伽体式了。练习时妈妈是主角，根据宝宝的年龄和配合状况选择动作，让宝宝量力而行，感觉有趣、舒适为宜。

## 冥想

冥想能够让妈妈的心境更平和，同时对提升宝宝的专注力，稳定宝宝的情绪也很有帮助。

**动作要领：** 妈妈和宝宝分别以舒适的姿势坐好。挺直腰背，双手自然放于膝上。妈妈采用腹式呼吸，宝宝保持自然平稳地呼吸。几分钟之后，身体和心境就会慢慢变得平静下来。

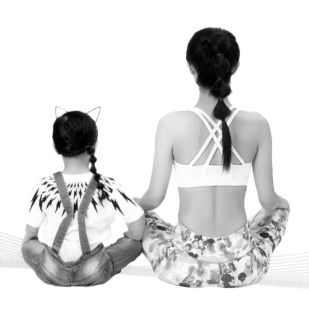

## 简易盘坐

此式有助于妈妈肩膀、手臂和腿部的放松,并培养宝宝的专注力。由于体式简单,宝宝做起来也很容易。

**动作要领:** 妈妈盘腿坐,两腿交叉在小腿的中间,放松脚踝和脚趾,双手自然放于膝盖。宝宝自然盘腿坐。妈妈右手向左侧身体伸出,与宝宝伸出的右手接触。

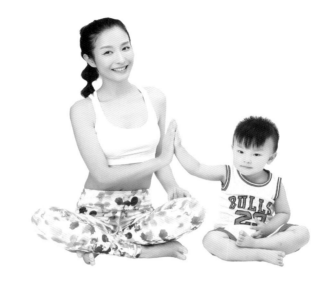

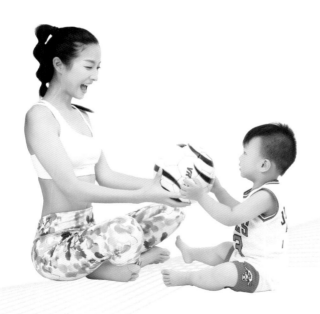

**还可以这样做:** 妈妈盘腿坐,以舒适的姿势坐于垫子上。妈妈陪宝宝一起玩耍。此式在锻炼妈妈身体的同时,还可以增进母子关系。

# 金刚坐

此式可以借助宝宝的身体力量来按摩妈妈的大腿及小腿，促进腿部血液循环，美化腿部线条。

**动作要领：**妈妈采取金刚坐式，双手扶住宝宝。宝宝将双腿踩在妈妈大腿上，保持均匀地呼吸。妈妈和宝宝可以同时做亲吻的动作，也可以同时后仰。

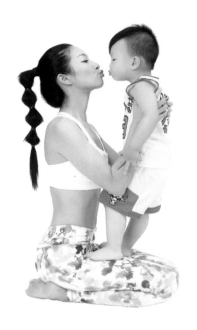

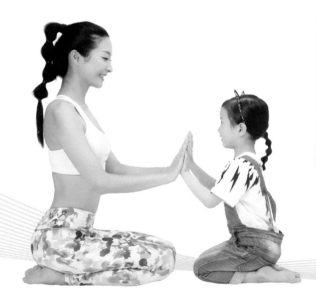

**还可以这样做：**妈妈和宝宝面对面同时采取金刚坐式。同时向前伸出手掌，并抵住手掌。这样可以锻炼妈妈和宝宝腿部的力量和平衡能力。

## 坐山式

此式可以拉伸双臂肌肉，雕塑手臂线条。宝宝早上起床时，还可以采用此姿势提起精神。

**动作要领：**妈妈和宝宝盘腿坐，双臂尽力向上举，双手相扣，掌心向上，慢慢地吐气、吸气，让全身自然放松。

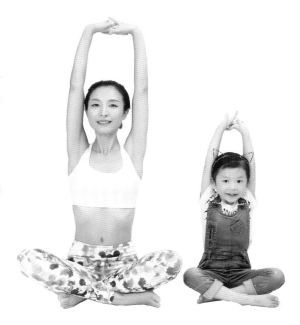

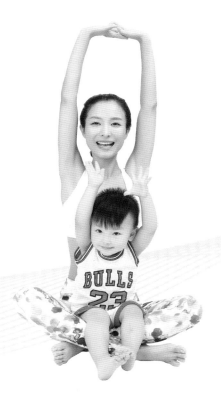

**还可以这样做：**

妈妈盘腿坐，双臂尽力向上举，双手相扣，掌心向上，慢慢地吐气、吸气。宝宝可以坐于妈妈腿间，双手上举。

# 树式

　　树式可以有效锻炼身体的平衡性，矫正身体姿势，帮助塑造优雅姿态，同时还能促进心态的平和。

　　**动作要领：**妈妈和宝宝取站立位，双脚并拢或稍分开。把重心移动到左腿，弯曲右腿抬起，放在左腿内侧，右膝向旁。双手合十，双臂慢慢高举过头，保持2～3次呼吸时间。合掌回到胸前，左脚放回地上，两臂放到体侧。宝宝则可以根据自己的能力完成动作。

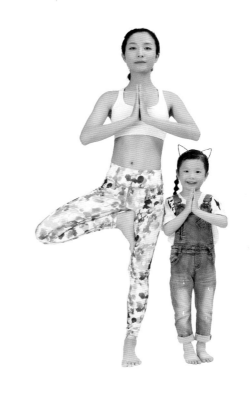

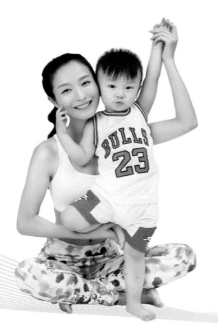

**还可以这样做：**
　　妈妈可以盘腿坐，辅助宝宝完成树式动作。

## 快乐婴儿式

此式可以柔和地伸展妈妈的臀部、大腿和脚踝，消除后背的僵硬，并帮助缓解压力和疲劳。

**动作要领：** 妈妈双腿并拢跪立在垫子上，双脚大脚趾相碰，臀部靠坐在脚后跟上，分开膝盖与臀部同宽。呼气，躯干向前靠在大腿上，手臂前伸，手掌向下靠地，肩膀放松自然下沉。宝宝跨坐妈妈背上。宝宝还可以让上半身前倾，俯卧在妈妈背上。

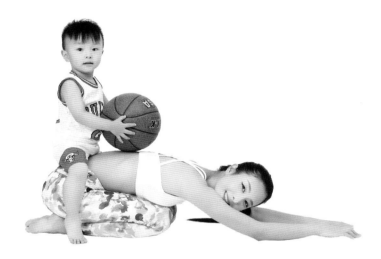

**还可以这样做：**
对于大一点的宝宝，可以和妈妈一起完成这个动作。

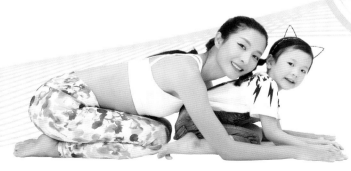

# 简易上伸腿式

此式有助于收紧妈妈腹部，减除腰部、大腿脂肪。由于妈妈与宝宝相互牵拉，可增进信任感及亲子感情与默契。

**动作要领：** 妈妈坐在瑜伽垫上，屈膝，将重心放在坐骨，上半身向后倾斜，与地面呈 45°。抬起双膝，宝宝趴在妈妈的小腿上，使两脚分别着地。吸气的同时，妈妈双手扶住宝宝，保持姿势约 20 秒。呼气，让两腿有控制地回落到地面。

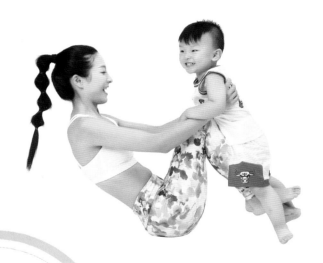

**还可以这样做：**
平时妈妈可以躺在垫子上，将宝宝撑起—放下—撑起—放下，宝宝有如在空中乘坐飞机，乐趣无穷，对妈妈腰腹、手臂、腿部力量也是很好的锻炼。

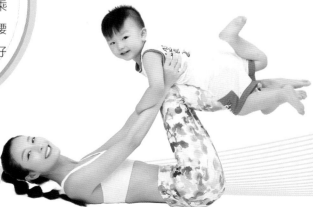

# 狮身人面式

这个体式能帮助加强背部血液循环，伸展脊椎，消除背痛；同时能加强卵巢、子宫等器官功能的恢复；对肝肾功能、消化系统功能的加强也有一定的帮助。宝宝也由此姿势如同与妈妈游戏般，培养亲子间的感情与默契，让生活充满乐趣。

**动作要领：** 妈妈俯卧在地上，双腿打开与肩同宽，双手肘着地。宝宝俯卧于妈妈的身侧。吸气，胸部向上伸展，头部稍抬，背部下推，双腿向后放松，眼睛看向前方。注意力集中在背部肌肉的拉伸上。呼气，放下胸部直至贴在垫子上，调息放松。

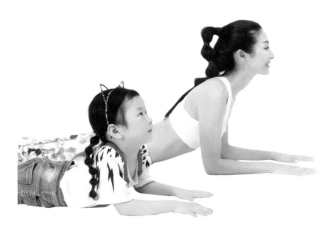

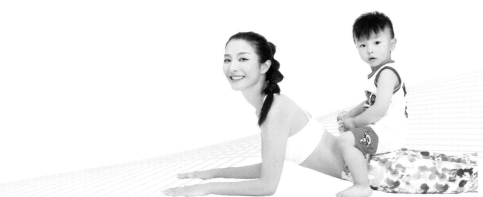

**还可以这样做：** 妈妈做狮身人面式练习，宝宝坐在妈妈腰臀处。

## 猫式

猫式动作可以充分伸展背部和肩颈，消除酸痛和疲劳。由于妈妈腰部要承受来自宝宝的身体重力，可达按摩腰部的功效，而宝宝随着妈妈腰部的上下移动，可训练其平衡感，增加宝宝的自信心与开朗的个性，使妈妈与宝宝的肢体语言更丰富。

**动作要领：** 宝宝跨坐在妈妈背部，妈妈配合呼吸做猫伸展式动作。

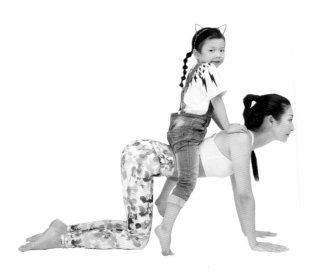

## 跨坐式

此式可以充分按摩妈妈腹部，促进胃肠蠕动，帮助消化，预防便秘和腹胀。宝宝坐在妈妈身体上，可以令宝宝具有安全感。

**动作要领：** 妈妈平躺在地上，宝宝站立。妈妈双膝弯曲，双手牵扶宝宝，引导宝宝慢慢坐于妈妈腹部处。

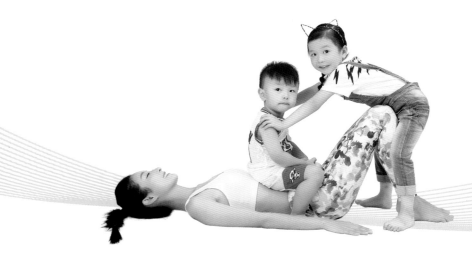

## 战士式

战士式可以有效锻炼妈妈腿部肌肉力量，锻炼髋关节，强健内脏器官；也能让宝宝体会到战士凯旋般的荣耀和自豪。

**动作要领:** 两腿分开。呼气，弯曲左腿，右腿强有力地伸直，右脚外侧牢牢贴地。尾骨下沉，向内收，不要塌腰。保持4 ~ 11个呼吸。宝宝坐于妈妈左大腿上方。

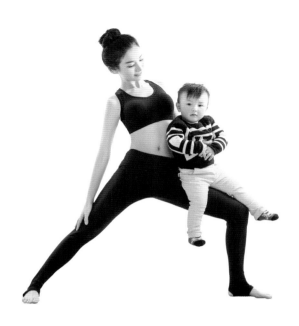

## 简易船式

此式可以有效锻炼腹肌，缓解腹胀、不消化等症状；消除脚部脂肪，减少腰痛症状。

**动作要领：** 妈妈双腿并拢伸直，坐于地面。宝宝坐在妈妈大腿上。吸气时躯干向后靠，抬起双腿，脊椎尽量向上伸展。双手离开地面，向小腿方向伸直。保持姿势30秒，正常呼吸。呼气，放下手臂，双腿落回地面。

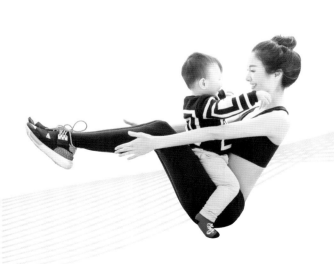

# 附录—— 瑜伽饮食，内养调体质

瑜伽有着独特的饮食观念，对于产后的新妈妈来说，在练习修身瑜伽的同时，把握瑜伽饮食的原则安排日常膳食，以内养调节产后体质，也是产后恢复窈窕身材至关重要的一环。

## 了解瑜伽饮食的基本原则

瑜伽是一个严谨的体系，综合了生理、心理、精神和哲学以及健身术，经过几千年的沉淀与升华，瑜伽以其对身体、精神的有益调节，愈来愈为现代人所接受和推崇，其中，瑜伽饮食也是重要的一个因素。

根据瑜伽的哲学理论，组成健康的基本元素主要包括持之以恒的身体姿势训练，正确的呼吸，健康、均衡的饮食，通过冥想以达到精神专一和宁静，充足的休息和放松以及自然、健康的生活方式。这六个基本元素是达到瑜伽健康、平静，身、心、灵和谐统一的重要途径。而健康、均衡的饮食倡导健康节制的饮食习惯，认为饮食不仅影响身体，更对心灵和精神有重要的影响。

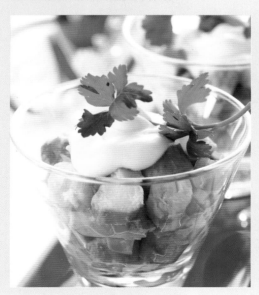

瑜伽饮食包括水果、蔬菜、奶制品、谷物、坚果种子类、豆类、蜂蜜和原糖等，不含肉、鱼及其副产品，属于不排除乳制品的素食，它是一种更适合人体的饮食，在强化减肥塑形效果的同时，更能帮助新妈妈培养健康的身心。要坚持瑜伽饮食，首先要了解瑜伽饮食的基本原则，并将这些原则贯彻到一日三餐的安排中，由内而外，调整体质，重拾美丽。所以，试着将瑜伽饮食和日常练习一起配套跟进吧，这样会达到事半功倍的效果哦！

**简单清淡。**瑜伽饮食中强调食材的

简单、烹饪的清淡，宜远离烧烤、油炸食品。过多的食材烹制过程较为繁杂，可能会影响食物的营养；而使用过量的烹饪调味料或者进食高油脂食品，不仅会刺激消化系统、导致肥胖，还会使人产生不良情绪，对身体健康不利。

**选择优质蛋白。**为了给身体代谢提供足够的必需氨基酸，建议选择一些富含优质蛋白的食物，如豆腐、牛奶、奶酪、鸡蛋等。在选择蛋白营养时，可以选择大豆蛋白和乳清蛋白，切勿选择水解胶原蛋白，因为这种蛋白都是由猪皮经过浓缩后再水解精制而成的。

**适度摄取蔬果。**瑜伽饮食中提倡每天保证 400 ~ 500 克新鲜蔬菜的摄取量；水果中一般含有较多的碳水化合物，食用时应控制在每天 100 ~ 200 克，喜欢吃水果的人如果每天的食用量超过了 250 克，可以通过减少主食摄入量来减少多余能量的摄取。

**多喝水，少喝饮料。**建议每天至少喝 10 ~ 15 杯白开水，且吃饭过程中不要喝，最好在饭后半小时再喝，有利于消化。另外，平时要尽量远离可乐、雪碧等碳酸饮料，诸如咖啡、浓茶之类也不宜多喝。

**细嚼慢咽。**吃饭时细嚼慢咽，有利于促进唾液分泌，充分发挥唾液的作用，从而减少酸性对人体的危害。此外，细嚼慢咽能让大脑更快地产生饱腹信号，帮助及时控制进食量，利于减肥。建议一口饭咀嚼 20 次以上再下咽。

**定时定量，快乐进食。**瑜伽饮食强调定时进餐，以形成良好的进食规律，为消化系统建立科学健康的生物钟；定量进餐讲究每餐吃八分饱，切不可过量。另外，吃饭时应保持愉悦的心情，使食物的营养更好地被吸收，并排出废物等，有益身心健康。

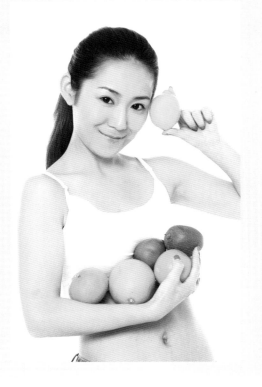

# 产后新妈妈这样吃

产后是新妈妈改变体质、调理身体的良好时机，产后的调理又分为月子期和瘦身期，在不同的时期，有不同的饮食侧重点，孕妈妈要有所选择。

## 月子期

分娩会损耗新妈妈的大量体力与元气，而产后还要为新生的宝宝喂母乳，因此，月子期的饮食调养有着极其重要的意义。然而，很多新妈妈又担心在此期间进补过多会不利于产后身材的恢复，进补过少又担心奶水不足以维持宝宝的营养需求。月子期，坚持瑜伽饮食或许可以解除你多余的困惑，帮助你兼顾营养与身材。

根据体质适量进补。新妈妈月子期进补讲究科学性，应根据自身的体质选择合适的食材和进食量，不可盲目。一般来说，体质较好、体型偏胖的新妈妈月子期应将肉和蔬果的摄取比例控制在 2:8；体质较差、体型偏瘦的新妈妈可以将此比例调整为 4：6；患有"三高"的新妈妈则应多食用低热量、高营养的食物。

少食多餐，饮食多样。新妈妈除了一日三餐外，还可以适度加餐，既能维系自身健康，又能保证母乳的充足。早餐可多摄取五谷杂粮，午餐喝些滋补汤品，晚餐要加强蛋白质的补充，加餐可以选择桂圆粥、荔枝粥等补血食材，均衡摄取多种饮食，并做好粗细、荤素搭配。

选择优质蛋白催乳。蛋白质对乳汁分泌有很大帮助，新妈妈月子期可以适度进补优质蛋白，以每日 85 克为宜，以利催乳。鱼、禽蛋、瘦肉、豆类食物都是优质蛋白的良好来源。

## 瘦身期

度过了月子期，此时新妈妈的子宫已经基本复原了，此时仍需要滋补元气，才能更好地产后瘦身。

坚持低热量、低脂肪饮食。瘦身期间的新妈妈要开始注意把握自己每日的热量摄取了，尽量采用蒸、煮、炖等烹调方式，注意少油少盐，清淡饮食，禁食油炸食品、膨化食品等高热量食物。

多吃新鲜蔬果，补充维生素。新鲜的蔬果不仅含有人体所需的多种维生素，而且热量低，吸收好，建议瘦身期的新妈妈每天多吃新鲜蔬果。

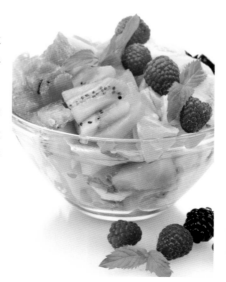

# 一日三餐瑜伽饮食推荐

**早餐：提供充足的能量。**产后修身瑜伽练习者的早餐建议选择谷物、全麦食品，能为身体提供持续充足的能量，促进机体排除毒素，一般早餐的摄取量占一天饮食量的3成较佳。

**午餐：营养十足低热量。**午餐一定要保证营养充足，但又不能摄取过多热量，可以选择杂粮饭、粗加工面粉制成的面条、蔬菜等，午餐的摄取量占一天饮食的4～5成。

**晚餐：让心绪回归自然平和。**瑜伽练习者晚餐宜少吃，可以选择奶制品、水果、粥等，以让心绪随着练习的深入回归自然平和。如果感觉有些饿，还可以加点凉拌菜或者沙拉。

| 一周瑜伽食谱举例 | | | |
|---|---|---|---|
| | 早餐 | 午餐 | 晚餐 |
| 周一 | 牛奶 1 杯，苹果 1 个 | 面条 1 碗，炒土豆青椒丝，紫菜汤 1 碗 | 水煮虾数只，小米粥，凉拌生洋葱、芹菜 |
| 周二 | 麦片粥 1 小碗，黑米吐司 1 片，葡萄适量 | 鲫鱼萝卜豆腐汤，煮鸡蛋 1 个，蔬菜沙拉 | 绿豆粥 1 碗，馒头 1 个，香蕉 1 根 |
| 周三 | 黄豆玉米饼 1 个，猕猴桃 1 个 | 烧竹笋，凉拌西兰花，煮鸡蛋 1 个 | 牛肉，芦笋浓汤 |
| 周四 | 大米粥 1 小碗，全麦面包 1 片，橙子 1 个 | 烧牛肉，粉蒸娃娃菜，冬瓜汤 | 玉米粥 1 碗，馒头 1 个，烧芦笋 |
| 周五 | 蜂蜜胡萝卜牛奶 1 杯，苹果 1 个 | 米饭 1 碗，素焖扁豆，炒青菜，鸡汤 | 烧胡萝卜，腊八粥 1 碗 |
| 周六 | 木耳红枣汤 1 小碗，橙子 1 个 | 煮鸡蛋 1 个，烧海鱼，蘑菇炒青菜 | 白薯粥 1 碗，松仁拌菠菜，红薯饼 1 个 |
| 周日 | 豆浆 1 杯，金银馒头 1 个，圣女果适量 | 胡萝卜，芹菜炒猪肝，煮鸡蛋 1 个，番茄汤 | 绿豆粥 1 碗，蒜拌海带丝，馒头 1 个 |

# 附录二 瑜伽生活，漂亮妈咪会保养

新妈妈要想长期保持曼妙的身段，自然离不开良好生活习惯的保持，要知道，诸如暴饮暴食、久坐不动、爱吃零食等恶习可能正是导致你肥胖的罪魁祸首哦。

## 牢记该做的和不该做的

在日常生活中，我们总是有一些该做的，也有一些不该做的，只有牢记这些，新妈妈才能更好地养成良好的生活习惯，帮助产后修身和打造健康优良的生活品质。

### 牢记该做的

少喝或不喝酒：酒精热量高，且容易刺激身体，对产后恢复不利。

少坐电梯，多爬楼梯：爬楼梯可以加速新陈代谢，消耗体内多余的热量和脂肪。

洗澡时选择淋浴：产后洗澡选择淋浴比盆浴更安全，能避免引起阴道感染等。

每天保证 8 ～ 9 小时睡眠：为了自己和宝宝的身体健康，新妈妈需保证充足的睡眠。

定时排便：排便不仅能排毒，还能起到很好的减肥效果。

做好眼睛保养：女性开始老化就是从双眼开始的，因此产后务必要做好眼睛的保养。

### 牢记不该做的

熬夜：熬夜会打乱人体的生物钟，使身体脂肪代谢受到影响，不利于产后塑身和身体健康。

不吃早餐甚至不吃饭：一日三餐一定要规律，否则会伤害肠胃系统，引起代谢紊乱等。

周末睡懒觉：产后新妈妈的睡眠也要形成一定的规律，对身心健康和保持体形有利。

久坐：久坐不利于脊椎和腿部的血液循环，还会产生小肚腩，对产后恢复体形不利。

产后长期卧床：新妈妈若无特殊情况，顺产 6 小时后，剖宫产 24 小时后，就可下床活动了。

## 俏妈妈的美容护理

爱美之心人皆有之，产后新妈妈自然也不例外。要想做美丽俏妈妈，美容护理必不可少。一起来学习以下美容妙招，让你由内而外，焕发辣妈迷人光彩。

**适合自己的，才是最好的**。不管是新妈妈还是日常生活中的女性朋友，在挑选护肤品时，都应该根据自身的肤质情况，选择适合自己的产品，才能起到真正的护肤效果。一旦选择好了，就要坚持长期使用，尤其是出门时要涂上防晒霜或具有防晒作用的护肤品，以防止面部色素沉着、皮肤老化。

**巧用复方精油护理**。复方精油可以用来做面部或全身的护理，具有紧致皮肤、促进排毒、祛斑美白等功效，可以改善细小的皱纹、色素沉着以及皮肤松弛等情况，一般3～6个月即可见效。产后新妈妈可以自己选择购买一些质量上乘的精油在家中自己做护理，如杜松子精油、月见草精油、玫瑰花精油等。如果身体感到疲劳，也可以选择具有缓解压力、促进睡眠效果的精油，如薰衣草精油。还可以选择每月到专业的护理中心做两三次全身护理。

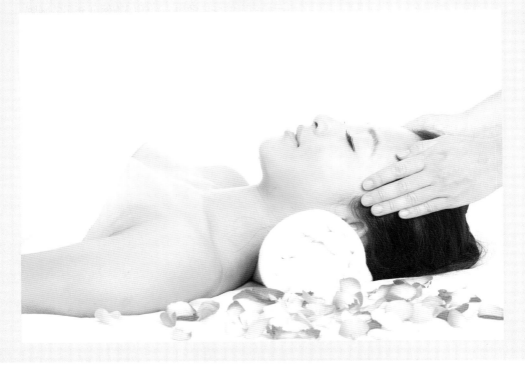

**洗脸清洁有窍门**。做好面部的清洁工作，是美容护肤的第一步，也是重中之重。建议产后新妈妈用温水洗脸，配合适合自己的温和的洗面奶，用手心的温度温热清洁乳，从脸部的中心朝外轻轻按摩，最后用清水洗净。

**定期去除角质**。原本该自然代谢的角质，会因皮肤老化、清洁不彻底、日晒、出油、作息改变、天气变化等原因，变得无法正常代谢。如果角质无法脱落，长久堆积，就会进一步形成肥厚的角质层，即便是涂抹再好的保养品，肌肤也无法顺利吸收。因此，产后新妈妈要注意定期去角质，可以选择果酸产品，安全柔和。

**多给皮肤"吸氧"**。正常情况下，人的皮肤一旦缺氧，就会渐渐失去红润的色泽，开始泛黄，甚至可能变得苍白无血色，因此，多给皮肤"吸氧"，对于皮肤的保养和抗衰老具有极其重要的意义。如果是在空调房中，可以放置一些绿色植物，或使用家用加湿器，保持室内的氧气充足和空气湿润，也可以常去室外空气质量好的场所活动活动，为肌肤的新陈代谢注入新的活力。

**爱护自己的秀发**。产后新妈妈需注意，爱护自己的秀发，切忌染发、烫发等伤害发质的行为，需选择适合自己的性质温和的洗发水和护发素，在日常生活中可以多食用维生素 B 含量高的食物，如小麦胚芽、糙米、肝脏、香菇、包心菜等，能让秀发更加强韧。

**睡前做好保养**。夜间是肌肤代谢和修复的良好时机，护肤品的效果能得到最大程度的发挥。因此，新妈妈需要在睡前做好保养，有化妆习惯的新妈妈一定要记得卸妆。

# 见缝插针，随时随地练瑜伽

很多人以为，练瑜伽一定要在专业的瑜伽馆内，穿着专业的瑜伽服练习，然而很多女性朋友苦于日常的工作和生活的繁杂，往往没有那么多时间专门去练习瑜伽。

其实，在我们的日常生活中，只要你有心，随时随地都可以练习瑜伽，无论是做家务、看电视、接电话，甚至刷牙时，都能见缝插针，达到减肥塑形的效果。例如：可以在擦桌子时尝试着绕臂画圆；在看书、打电话时，采用瑜伽的专用坐姿；在早晚洗漱时，借机伸展下腿部；在拖地时，双脚左右跨，伸展大腿肌……而在平时的生活中，注意保持瑜伽练习中的山式站姿，挺胸抬头，不仅可以起到瘦身之效，更能锻炼你的气质，让你更加有魅力。

# 产后按摩，美丽又快瘦

按摩是一种古老的中医疗法，具有疏通经络、调和气血的功效。产后放松按摩，是适合新妈妈的一种良好的保健方式，能让新妈妈的身体迅速康复，所以不妨试一试。

## 面部

正确的面部按摩可以帮助新妈妈促进面部的血液循环，击退产后暗淡无光泽、干燥、水肿、色斑加重等皮肤问题，使产后肌肤及早复原。

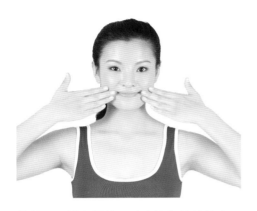

①将双手掌心搓热，除大拇指外的其余四指在嘴角旁相向对齐，沿脸颊上下做摩擦，10次。

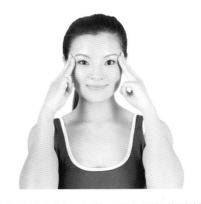

②分别用食指、中指、无名指的指腹按压眼尾，呼气时强压6秒钟，放开时吸气，10次。

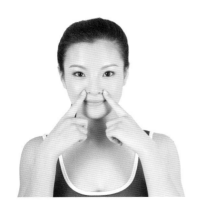

③吸气，将双手的食指放在鼻孔两翼，按压迎香穴15秒钟。

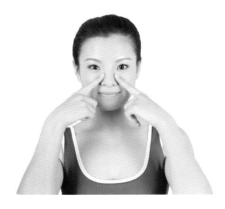

④呼气，用双手的食指按压两侧的法令纹，10次。

## 胸部

产后是新妈妈保养胸部的绝佳时机，适度的胸部按摩不仅能改善胸部下垂、扁平等不良乳房体态，促进乳汁分泌，更能预防乳腺炎等疾病的发生。

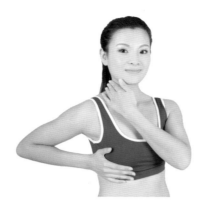

①一只手托住同侧胸部，另一只手从胸部向上推，直到脖颈和耳朵交界处，重复10次后换另一边。

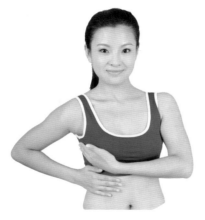

②稍向前弯腰，将腋下的赘肉用双手向胸部集中轻推，重复10次后换另一边。

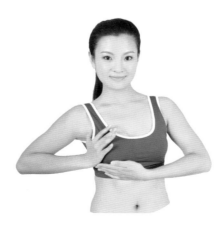

③一只手托住同侧胸部，另一只手向里推，再按摩1分钟，换另一边。

## 腹部

产后消除妊娠纹一直是爱美新妈妈们的一项必做的功课，在产后的三个月是腹部按摩消除妊娠纹的黄金时期，还可以促进血液循环和肠胃蠕动，改善产后便秘等。

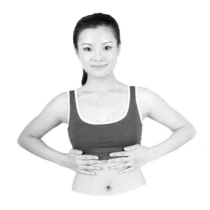

①双手放在上腹部，吸气时双手向下移动，呼气时双手向上移动，来回数次，保持均匀呼吸。

②将双手放于肚脐附近，由外向内按压腹部，促进多余的水分排出体外。

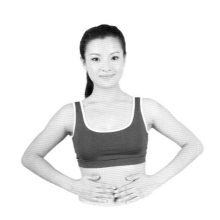

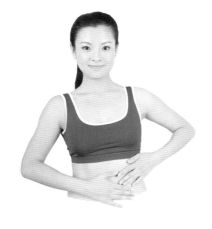

③双手放在肚脐的一侧，往肚脐方向轻轻按压3分钟，换另一侧。

## 腿部

产后按摩腿部，能通过加速淋巴循环，改善妊娠期遗留的水肿、受寒等问题，还能消除多余的脂肪，排出毒素，紧致腿部肌肉，每天坚持，效果更好。

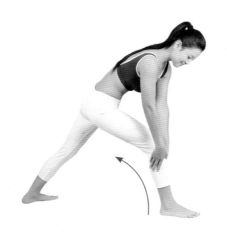

①站在地上，将除大拇指外的其余四指合拢，大拇指自然分开，从一侧的脚腕开始，按压腿部内侧筋，直至大腿根部，注意按箭头方向按摩腿筋，尤其是大腿根部的淋巴组织，换另一侧。

②坐在椅子上，将除大拇指外的其余四指合拢，大拇指自然分开，从一侧的脚腕开始，按压腿部外侧筋，直至膝盖，再从膝盖处按摩返回至脚踝处，换另一侧。

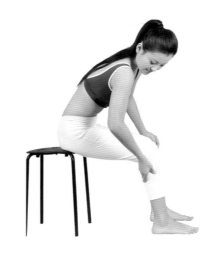

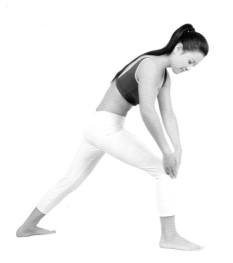

③站在地上，将除大拇指外的其余四指合拢，大拇指自然分开，从一侧的膝盖开始，向下推挤按摩，疏通内侧淋巴系统，直至脚底根部，换另一侧。